Die Stoffwechseldiät

Stoffwechsel Ankurbeln
Fett Verbrennen

Felix Keller

ISBN-10: 1541070127
ISBN-13: 978-1541070127

„Man muss das Unmögliche versuchen, um das Mögliche zu erreichen.“

- Hermann Hesse

INHALT

EINLEITUNG

„Am besten kann man die Zukunft vorhersagen, wenn man sie selbst gestaltet."

\- Alan Kay

Zunächst möchte ich mich bei dir bedanken, dass du dieses Ratgebers gekauft hast. Ich weiß, wie viele Bücher es mittlerweile auf dem Markt gibt und wie schwierig einem da die Entscheidung fallen kann. Umso dankbarer bin ich dir, dass du dich für mein Ratgeber entschieden hast!

Mit diesem Ratgeber möchte ich dir den Weg in ein gesünderes Leben zeigen. Nachdem ich selbst jahrelang nach dem passenden Lifestyle für mich gesucht habe, bin ich letztendlich auf die Stoffwechseldiät gekommen. Ich erzähle dir in diesem Buch daher nichts, was ich nicht auch schon an meinem eigenen Körper erfahren habe. Denn das wäre dir und mir gegenüber nicht fair!

Du kannst mich als deinen Ernährungsberater und Lifestyle Coach sehen, der dich in ein gesundes Leben schickt. Wenn du dich daran hältst, was ich dir in meinem Buch erkläre, wirst du schnell die ersten Erfolge feststellen. Dein Körper wird sich wieder in einem Gleichgewicht befinden und du fühlst dich fitter und gesünder.

Natürlich möchte ich dir auch ein bisschen Futter mit auf den Weg geben. Du bekommst von mir Tipps und Ideen für deinen ganz persönlichen Ernährungsplan, der deine überschüssigen Pfunde verschwinden lässt. Außerdem stehe ich dir auch beim Training an deiner Seite. Ich zeige dir, wie du deinen Körper bald wieder an den Strand legen kannst, ohne Gedanken zu haben – und das gerade mal mit 7 Minuten Einsatz am Tag.

Starten möchte ich jetzt aber damit, dir mehr über den Stoffwechsel selbst zu erzählen. Was ist der Stoffwechsel und wie funktioniert er? Was bremst deinen Stoffwechsel aus und wie kannst du ihn beschleunigen? Ich habe für dich Antworten auf diese Fragen gefunden, die ich dir nicht vorenthalten will. Außerdem verrate ich dir, was es mit den Mythen rund ums Abnehmen auf sich hat. Ob wirklich etwas Wahres dran ist, erfährst du jetzt!

Ich wünsche dir viel Spaß beim Lesen!

1 Was ist der Stoffwechsel

„Erfolg hat nur, wer etwas tut, während er auf den Erfolg wartet.“

- Thomas Edison

Es gibt viele wichtige Vorgänge in unserem Körper. Einer davon ist der Stoffwechsel. Der Stoffwechsel (auch Metabolismus genannt) stellt dabei die Basis aller Körpervorgänge dar. Denn im Stoffwechsel werden alle biochemischen Prozesse eingeschlossen, die in unseren Zellen vor sich gehen. Das liegt daran, dass die Nährstoffe, die wir zu uns nehmen, in den Zellen verstoffwechselt werden. Mit dem Stoffwechsel ist also nichts anderes gemeint, als den Nährstoffen beim Abbau, Umbau und Aufbau zu helfen.

Wenn du etwas isst oder trinkst, findet ein Stoffwechsel in deinem Körper statt. Die Nährstoffe werden so lange umgebaut, bis dein Körper sie nutzen kann. Die Produkte, die aus dem Stoffwechsel entstehen, sind Energie, Hormone, Muskeln oder Immunzellen.

Oft wird der Stoffwechsel mit der Verdauung verwechselt. Hierbei handelt es sich jedoch um zwei verschiedene Paar Schuhe. Damit der Stoffwechsel überhaupt vor sich gehen kann, braucht es erst einmal die Verdauung. Sobald die Nahrung in Magen und Darm bis in die kleinsten Bestandteile zerlegt wurde, werden die Bestandteile über das Blut in die Zellen deines Körpers verteilt. Erst nachdem die Verteilung über den Blutkreislauf beendet ist, wird mit dem Stoffwechsel begonnen. Bei den Stoffwechselvorgängen der

Makronährstoffe (Eiweiß, Fett und Kohlenhydrate) werden die einzelnen Bestandteile (Aminosäuren, Glukose und Glyceride) verarbeitet und weiter verwertet.

Es gibt insgesamt fünf Stoffwechselprozesse.

- Eiweißstoffwechsel

Wer viel Sport treibt, sollte auch viel Eiweiß zu sich nehmen. Doch was macht der Körper mit dem ganzen Eiweiß? Damit der Körper die Bestandteile vom Eiweiß verarbeiten kann, müssen diese erst einmal zerlegt werden. Enzyme sorgen dafür, dass die Aminosäuren aufgeschlossen und vom Darm über das Blut in die Leber transportiert werden. Von der Leber werden die Aminosäuren sodann an die Körperstellen (z.B. Hormone, Enzyme, Haare) geschickt, wo gerade eine Eiweißarmut herrscht.

Wenn du kein Eiweiß zu dir führst, nimmt dein Körper bzw. deine Leber die Eiweißmoleküle aus den Muskeln. Das führt zwar dazu, dass deine Muskeln abnehmen, doch du kannst dich weiterhin mobilisieren. Du befindest dich nun als quasi auf dem Reservegang der Leber.

- Zuckerstoffwechsel

Während des Trainings läuft dein Körper auf Hochtouren. Eine Menge Energie wird gebraucht, damit dein Körper das anstrengende Workout übersteht. Dazu wird Zucker benötigt, der aus deiner Leber kommt. Denn sie verwandelt Glykogen in kleine Zuckermoleküle, die sodann ins Blut transportiert werden. Über den Kreislauf wird der sogenannte Blutzucker in die Muskeln geschickt, die schon auf die Energie warten.

Solltest du mehr Kohlenhydrate zu dir nehmen als dein Körper benötigt, kannst du dir vorstellen, was passiert. Deine Leber wandelt den Zucker in Fett um. Diese Moleküle werden sodann über das Blut zu Hüfte, Bauch oder Po geschickt.

- Fettstoffwechsel

Fett gehört zu den essentiellen Nährstoffen. Ohne Fett würden viele Prozesse im Körper nicht ablaufen. Damit das Fett in die Blutbahn gelangt und von dort aus an bestimmte Körperstellen transportiert werden kann, benötigt es zuvor einer Umwandlung. Diese findet im Darm statt. Dort werden die Fettsäuren in kleine Kügelchen, den sogenannten Triglyceriden, umgewandelt.

Die Fettsäuren werden in zwei Hauptgruppen aufgeteilt – den gesättigten und ungesättigten Fettsäuren. Mehr dazu erfährst du aber später. Der Fettstoffwechsel ist aus dem Grund so wichtig, da die Fettsäuren für Vorgänge in Gehirn, Hormonen, Nerven und Zellen benötigt werden. Wenn du allerdings zu viel Fett zu dir nimmst, passiert das gleiche wie beim Zucker – es wird an unbeliebten Körperstellen eingelagert.

- Enzyme

Als Enzyme werden kleine Stoffe bezeichnet, die aus Aminosäuren (also Eiweißen) bestehen. Damit dein Stoffwechsel ordentlich funktioniert, müssen Enzyme her. Die kleinen Helfer sorgen dafür, dass die chemischen Vorgänge in deinem Körper sowohl in den Zellen als auch bei der Verdauung reibungslos ablaufen. Ohne Enzyme in deinem Körper wäre dieser leblos.

Wie bereits gesagt, bestehen Enzyme aus Proteinen, die du deinem Körper zur Erhaltung der Enzyme regelmäßig zuführen solltest. Neben Eiweißen benötigen sie allerdings auch Mineralstoffe und Vitamine. Für einen gesunden Körper ist es daher wichtig, dass du all diese Nährstoffe täglich zu dir führst.

- Hormone

Hormone agieren als Botenstoffe von Organen. Sie werden in der Nebenniere, im Gehirn sowie in den Geschlechtsorganen bzw. Geschlechtsdrüsen (Hoden und Eierstöcke) hergestellt. Von dort aus gelangen sie über den Blutkreislauf an die Organe. Je älter du wirst, desto weniger Hormone werden hergestellt. Das hat zur Folge, dass auch dein Stoffwechsel langsamer wird. Doch mit der richtigen Ernährung und einem regelmäßigen Training kannst du dem entgegenwirken.

Die Stoffwechsel Arten

Beim Stoffwechsel unterscheiden wir zwischen zwei Arten. Die Rede ist vom anabolen und katabolen Stoffwechsel. Beim anabolen Stoffwechsel werden Stoffe aus dem Körper aufgebaut. Dafür benötigt dein Körper natürlich eins – Energie! Im Gegensatz dazu wird beim katabolen Stoffwechsel Energie gewonnen. Dies geschieht dadurch, dass Stoffe in kleine Teile aufgebrochen werden. Besonders Enzyme haben hier einen großen Einfluss. Denn sie sorgen dafür, dass die Stoffwechselprozesse richtig ablaufen.

Vielleicht hast du auch schon mal vom schnellen und langsamen Stoffwechsel gehört? Es gibt Menschen, die schon nach einem Stück Kuchen zunehmen und andere das Doppelte verschlingen können, ohne dass man es ihnen ansieht. Das ist in den meisten Fällen eine reine Genetik. So kannst du wochenlang eine Diät ausführen ohne Erfolge zu sehen, weil du einen langsamen Stoffwechsel hast. Natürlich kann dies aber keine Ausrede dafür sein, wenn du weiterhin Fast Food isst. Neben der Genetik spielen auch Alter, Geschlecht und Essverhalten eine wichtige Rolle.

Wenn du gezielt abnehmen willst, musst du deinen Stoffwechsel kennen und ihn im Griff haben. Nur wenn du ihn dir genau anschaust und weißt, wie die verschiedenen Lebensmittel auf dich wirken, kannst du deinen Stoffwechsel beeinflussen. So wirst du deinen Stoffwechsel auf deine eigene Art und Weise besser beschleunigen können und somit auch einfacher und schneller Fett verlieren.

Warum solltest Du deinen Stoffwechsel beschleunigen?

Es gibt zwei wesentliche Gründe, warum du dich um die Beschleunigung deines Stoffwechsels kümmern solltest. Zum einen wirst du durch einen schnelleren Stoffwechsel besser abnehmen und Fett abbauen. Wenn du schon immer davon geträumt hast, gleich viel zu essen wie vorher und trotzdem abzunehmen, dann kann dein Wunsch bald in Erfüllung gehen. Denn mit einem besser funktionierenden Stoffwechsel verbrennt dein Körper wesentlich mehr Energie. Dafür musst du weder extra viel Sport betreiben noch eine Diät durchführen.

Der zwei Grund ist eher etwas für die Genießer unter uns. Denn wenn du nachmittags gerne mal mehr als nur ein Stück Schokoladenkuchen isst, aber nicht an Fett zulegen möchtest, kannst du dies mit deinem Stoffwechsel regulieren. Auch wenn deine Intention nicht das Abnehmen ist und du nur einfach nicht an Fett zunehmen möchtest, kannst du deinen Stoffwechsel so weit erhöhen, dass du auch im Ruhezustand mehr Energie verbrauchst. So kannst du dein aktuelles Gewicht halten, ohne großartig etwas zu tun. Praktisch, oder?

Was bremst deinen Stoffwechsel aus?

Es gibt mehrere Faktoren, die deinen Stoffwechsel beeinflussen. Die vier Hauptgründe werde ich dir jetzt kurz vorstellen. Wenn du deinen Stoffwechsel wirklich unter Kontrolle haben möchtest, solltest du darauf achten, dass du alle Bremsen löst und dein Stoffwechsel endlich wieder an Fahrt aufnehmen kann.

Faktor 1: Alkohol

Je mehr Alkohol du trinkst, umso stärker leidet dein Stoffwechsel. Das ist eine Tatsache, mit der du leben musst. Auch wenn wir Alkohol immer wieder mit Freude, Spaß und Feiern verbinden, kann der Alkohol viele Dinge in deinem Körper auslösen, die dir auf dem ersten Blick nicht ersichtlich sind. Dabei stellt das Betrunkensein eine Art von Vergiftung dar.

Wenn du vergiftet bist, reagiert dein Körper entsprechend. Er versucht mit voller Kraft, das Gift wieder aus deinem Körper hinauszubekommen. Dass ihm in diesem Moment nicht danach ist, Essen zu verbrennen, ist verständlich. Das Gegenteil ist eher der Fall – dein Körper verlangt im betrunkenen Zustand nach Essen und du greifst zu Fast Food und anderen Dingen, die einen negativen Einfluss auf deinen Stoffwechsel haben.

Ein weiterer Grund, Alkohol von deiner Liste zu streichen, ist die hohe Kalorienanzahl, die sowohl in einer Flasche Bier als auch in einem Glas Weißwein steckt. Da dein Körper mit der Energie, die du deinem Körper zuführst, nicht klarkommt, wird er sie in Fett umwandeln und in den bekannten Depots an Hüfte, Beine und Po lagern.

Und es kommt noch schlimmer. Die "Energie" aus Alkohol ist so schlecht, dass der Körper sie für keinerlei Prozesse nutzen kann, weshalb er diese Energie einfach nur im Fettdepot speichert. Alkohol stört also nicht nur wichtige Stoffwechselprozesse, es begünstigt auch direkt die Fetteinlagerung. Schließlich kommt das bekannte Bierbauch Phänomen nicht von irgendwoher ...

Faktor 2: Crash-Diäten

Wenn du mich fragst, sind Crash-Diäten nichts weiter als ein reiner Marketing Gag. Wenn dir die Werbung in Fernsehen und Internet immer wieder einreden will, dass du in nur zwei Wochen 8 Kilogramm abnehmen kannst, solltest du vor allem eins tun: nicht zuhören! Denn es ist ein völliger Irrglaube, dass Menschen mit einer Crash-Diät langfristig abnehmen können. Das einzige, was solche Diäten mit sich bringen, ist der berühmte Jo-Jo Effekt.

Das Problem an diesen Diäten ist, dass von einem Tag auf den anderen kaum noch etwas gegessen wird und du einfach nur hungerst. Durch den Hunger wird dein Stoffwechsel massiv gestört und das Abnehmen wird schier unmöglich. Indem du deinem Körper nichts mehr zu essen gibst, wird er denken, dass es für ihn nun eine ganze Weile nichts mehr geben wird. Daher stellt er sich von nun an darauf ein, dass er für diesen Notfall besser die Energie bei sich behalten sollte. Es wird daher so viel wie möglich an Energie gespeichert und Zellen abbauen, die Energie verbrauchen. Und das sind leider unsere Muskelzellen.

Wenn man was während einer Crash-Diät verliert, dann ist es Wasser und Muskelzellen, aber gewiss kein Fett!

Faktor 3: Falsche Essgewohnheiten

Wer unregelmäßig oder zu nächtlichen Uhrzeiten isst, an dem der Körper eigentlich Ruhe braucht, muss sich nicht wundern, dass der Stoffwechsel außer Kontrolle gerät. Eine regelmäßige Nahrungszufuhr ist für einen gut funktionierenden Stoffwechsel mehr als notwendig. Insbesondere nachts solltest du darauf verzichten, noch große Speisen zu verschlingen. Denn mit jeder Mahlzeit sorgst du für einen Insulinausstoß, der zu Fetteinlagerungen führt. Dazu aber später noch mehr.

Faktor 4: Protein Defizit

Was viele Menschen nicht wissen, ist die Tatsache, dass ihre Muskeln aus Eiweiß aufgebaut werden. Genauer gesagt sind hierfür die Aminosäuren zuständig, aus denen Eiweiße bestehen. Eingangs hatte ich schon im Zusammenhang mit dem Eiweißstoffwechsel angesprochen, dass Eiweiße, die sich in unserer Nahrung befinden, von unserem Körper in Aminosäuren aufgespalten werden.

Besonders wenn du viel Sport treibst, solltest du dich um deinen Proteinhaushalt kümmern. Doch auch alle anderen sollten sich darum kümmern, dass der Körper stets mit vielen Proteinen versorgt ist. Denn ob du es glaubst oder nicht, leidet der Großteil der Bevölkerung an einem Eiweißdefizit. Das schränkt nicht nur deinen Stoffwechsel ein, sondern führt auch zu keinem neuen Muskelaufbau. Sobald du deine Eiweißzufuhr erhöhst, kann dein Körper mehr Muskeln aufbauen.

Eine erhöhte Eiweißzufuhr ist zudem auch nicht nur für Bodybuilder oder Leistungssportler wichtig. Proteine sind essentiell für einen gesunden Körper und eine Scheibe Salami auf dem Frühstücksbrötchen ist leider bei weitem nicht ausreichend. Auch auf die Proteine werde ich Verlauf des Buches genauer eingehen und dir auch verraten, wie viel Eiweiß du zu dir nehmen solltest.

Abnehm-Mythen

Es gibt unzählige Mythen, die das Abnehmen betrifft. Sicher hast du auch schon von dem einen oder anderen Mythos gehörst und dich gefragt, ob dies tatsächlich so ist. Ich möchte mit dir fünf der bekanntesten Abnehm-Mythen unter die Lupe nehmen.

Mythos 1: Spätes Essen macht dick

Schon seit Jahren laufen Menschen der Regel hinterher, nach 17 Uhr nichts mehr essen zu dürfen. Dabei kann ich dir sagen, dass es völlig egal ist, wann am Tag du isst. Dass es nicht unbedingt nachts sein soll, ist natürlich klar. Aber es ist vollkommen in Ordnung, auch nach 17 Uhr noch etwas zu essen. Solange du über den Tag verteilst nicht zu viele Kalorien zu dir genommen hast, kannst du abends essen, was du willst. Es kommt auf die Gesamtenergiemenge an, die du über den Tag verteilt zu dir nimmst. Wenn du also wenig gefrühstückt hast und auch dein Mittagessen eher klein ausgefallen ist, kannst du abends umso mehr essen. Das Gegenteil ist natürlich der Fall, wenn du sowohl viel gefrühstückt als auch eine große Portion zu Mittag gehabt hast. Dann solltest du abends eher etwas Kleineres, wie etwas Gemüse oder einen Salat, zu dir nehmen.

Eine kleine Wahrheit ist jedoch an diesem Mythos dran. Ich empfehle dir nicht unmittelbar vor dem Schlafen gehen zu essen, sondern lieber ein bis zwei Stunden vorher die letzte Mahlzeit zu dir zu nehmen. So hat die Verdauung bereits begonnen und dein Körper kann sich vermehrt auf den Schlaf konzentrieren und leichter Hormone produzieren, die dir einen erholsamen Schlaf ermöglichen.

Mythos 2: Fasten entschlackt deinen Körper

Das Fasten wird als Heilmittel schlechthin angepriesen. Durch das Fasten sollen Giftstoffe, die sich in den letzten Jahren in deinem Körper festgesetzt haben, gelöst werden. Die Rede ist von sogenannten Schlacken, also nicht verwertbaren Nährstoffen. Während du fastest, erhöht sich allerdings die Menge der nicht verwertbaren Nährstoffe nicht. Denn dein Körper sorgt dafür, dass er die Nährstoffe jeden Tag über deine Organe wie Niere, Darm, Lunge sowie über deine Haut ausscheidet. Indem du ein Fastenprogramm durchziehst, wirst du die Ausscheidung nicht erhöhen. Du führst dem Körper letztlich weniger Nährstoffe zu und das kann für Kranke, Schwangere und ältere Menschen gefährlich werden!

Das Problem ist Häufig, dass Menschen eine Fastenkur nutzen wollen, um ihren ungesunden Lebensstil gerade zu rücken. Das kann nicht klappen.

Fasten ist zwar sehr gesund und besonders das Kurzzeitfasten lege ich dir später am Buch ans Herz, jedoch nur mit einer gesunden und ausgeglichenen Ernährung. Fasten allen reicht nicht!

Mythos 3: Light-Produkte sind gesünder und machen schlank

Light-Produkte sollen beim Abnehmen helfen und unsere Gesundheit fördern. Meiner Erfahrung nach ist dies aber nicht der Fall. Große Unternehmen werben weltweit damit, ihre Light-Produkte ohne Zucker herzustellen. Das mag vielleicht der Fall sein, doch was man dir nicht verrät, ist die Tatsache, dass stattdessen Zuckerersatzstoffe eingesetzt werden. Diese beinhalten genauso viel Energie wie Zucker. Light ist bei diesem Produkt also rein gar nichts.

Daraus folgt, dass du keinesfalls das Wort „light“ zu wörtlich nehmen solltest und wahllos das „leichte“ Essen in dich hineinschaufelst. Außerdem solltest du die Light-Produkte niemals aus dem Grund kaufen, weil du zuvor gesündigt hast. Auch Light-Produkte enthalten viele Zusatzstoffe, meist Süßungsmittel, die deine Gesundheit nicht unbedingt fördern. Iss gesund und regelmäßig und du wirst weder Light-Produkte noch eine Fastenkur benötigen.

Vielen Light-Produkten wird außerdem das für uns so wertvolle Fett entzogen. Dies führt zwar zu einer Kalorienreduzierung, jedoch zum Preis vieler wertvollen Fettsäuren. Fette sind extrem wichtig für einen gesunden Stoffwechsel und einer der Hauptelemente der Stoffwechseldiät und für einen funktionierenden Körper.

Mythos 4: Es ist egal, ob die Nahrung in fester oder flüssiger Form aufgenommen wird

Wir leben in einem Zeitalter, in dem flüssige Speisen an immer mehr Bedeutung gewinnen. Von Molkedrinks über Smoothies bis hin zu den kreativsten Kaffeevarianten gibt es heutzutage alles, was das Herz begehrt. Das wissen nicht nur die großen amerikanischen Unternehmen, sondern auch immer mehr Einzelhändler machen bei diesem Trend mit. Auch wenn Smoothies gesund sind und Molkedrinks von Fitnessfans angepriesen werden, bringen sie auch ihre Gefahren mit sich.

Ernähren wir uns nur oder hauptsächlich von flüssiger Nahrung, kann dies einen großen Einfluss auf unseren Energiehaushalt nehmen. Denn du musst wissen, dass feste Lebensmittel unseren Körper besser sättigen als flüssige. Dies liegt vor allem daran, dass der Körper lange mit der Aufspaltung beschäftigt ist. Diese wurde bei flüssiger Nahrung bereits vorgenommen und unser Körper erspart sich diese Arbeit. Die Flüssigkeit kann direkt verarbeitet werden. Das führt jedoch gleichzeitig dazu, dass wir schneller wieder Huner bekommen und mehr Kalorien zu uns nehmen als gewollt. Wenn du Smoothies oder andere flüssige Nahrung (abgesehen vom Wasser) regelmäßig zu dir nimmst, solltest du daher besonders auf die Kalorien und deine Energiebilanz achten.

2 Du bist was Du isst

„Fange nie an aufzuhören und höre nie auf anzufangen.“

- Marcus Tullius Cicero

Es ist ganz einfach und ich möchte auch nicht lange um den heißen Brei herumreden. Du bist nicht nur das, was du isst - Du siehst auch genauso aus. Wenn du jeden Tag Fast Food isst, wirst du niemals schlank und fit sein. Wenn du dich allerdings ausgewogen ernährst, fühlst du dich gesund und wohl. Wir lassen uns viel zu oft einreden, was wir essen müssen. Dabei werden wir von der Pommesbude nebenan oder der Fast Food Kette an der nächsten Ecke beeinflusst.

Dass schon ein Burger oder eine Pizza deinen Körper und somit deinen Stoffwechsel durcheinanderbringen kann, ist den meisten nicht bewusst. Wir denken, dass ein paar Kalorien nicht schaden können und vernachlässigen dadurch unseren Energiehaushalt. Um genau dieses Thema dreht es sich in diesem Kapitel.

Abnehmen durch kalorienreduzierte Ernährung

Wenn du abnehmen möchtest, solltest du erst einmal deine Energiebilanz unter die Lupe nehmen. Denn ohne eine gewisse Balance in der Energiebilanz ist es unmöglich abzunehmen. Das liegt vor allem daran, dass unser Körper mit Energie funktioniert. Wir brauchen Energie, wenn wir denken und uns bewegen. In jeder kleinsten Handlung unseres Alltags brauchen wir Energie. Doch woher holen wir uns die Energie?

Die Nahrung spielt im Hinblick auf die Energie eine wichtige Rolle. Die Energie, die wir in Form von Nahrung zu uns nehmen, nennen wir auch Kalorien. Diese befinden sich in fast allen Lebensmitteln, wobei sich die Energiemenge und Kaloriendichte je nach Lebensmittelart unterscheidet. Es gibt Lebensmittel, die eine hohe Energiemenge auf wenig Volumen aufweisen und andere

Lebensmittel, die viel Volumen besitzen und kaum Kalorien enthalten. Häufig handelt es sich bei Lebensmitteln, die eine hohe Kaloriendichte aufweisen, um fettreiche und zuckerhaltige Speisen und Getränke, wie z.B. Pizza, Burger und Chips.

Jeder von uns weiß, wie schmackhaft energiehaltige Lebensmittel sind. Zucker stellt hier einen großen Geschmacksträger dar. Doch dieser landet viel zu oft an unseren Hüften. Das Problem an der ganzen Sache ist also, dass wir das lästige Fett loswerden wollen, das uns an Hüfte und Bauch zu schaffen macht. Gleichzeitig müssen wir dafür sorgen, dass unser Körper mit ausreichend Energie versorgt wird, damit Gehirn und Aktivitäten der anderen Organe optimal funktionieren. Wie schaffen wir es also, unserem Körper Energie zuzuführen und gleichzeitig überschüssiges Fett loswerden?

Damit wir das lästige Fett in den Griff bekommen und es von unserem Körper wegbewegen, ist es wichtig, sich die Energiebilanz anzuschauen. Neben einer ausgewogenen Ernährung und Lebensweise kann das Abnehmen ohne die Energiebilanz gar nicht funktionieren. Bevor du deine Ernährung umstellst und verrückten Diätplänen nachkommst, solltest du dich also erst mal um deinen Energiehaushalt kümmern.

Jeder von uns hat seine eigene Energiebilanz und sollte diese kennen. Erst dann kannst du dich um die Lebensmittel kümmern. Ich möchte dir dies an einem Beispiel aufzeigen, damit du es noch besser verstehst.

Stellen wir uns ein leeres Glas auf einem Tisch vor. Wir möchten dem Glas etwas Gutes tun und gießen Orangensaft hinein. Aus Versehen gießt du mehr Saft hinzu als das Fassungsvermögen vom Glas hergibt. Der Saft läuft an den Seiten über und der Tisch verklebt. Da du am nächsten Tag bereust, dass du zu viel Orangensaft eingeschüttet hast, willst du es wiedergutmachen. Dieses Mal nimmst du das Glas und schüttest auf den Orangensaft etwas Wasser, um diesen zu verdünnen. Du hoffst, das Glas dieses Mal nicht zum Überlaufen zu bringen, doch es passiert wieder. Der klebrige Saft läuft über den Glasrand hinaus und verklebt den Tisch.

Egal, welche Flüssigkeit du in das Glas gibst, läuft es über und verklebt den Tisch.

Genau das passiert auch in deinem Körper. Es ist egal, zu welcher Uhrzeit du die Flüssigkeit in das Glas gibst. Was zu viel ist, ist zu viel! Dabei macht es auch keinen Unterschied, um welche Art von Flüssigkeit (Wasser, Cola, Orangensaft) es sich handelt. Was kannst du also tun, um das Glas nicht mehr zum Überlaufen zu bringen? Wissen wie hoch das Fassungsvermögen ist!

Bevor du deine Ernährung umstellst, solltest du deine Kalorien reduzieren. Nur so kannst du letztendlich überflüssige Pfunde verlieren und zu deinem Idealgewicht gelangen. Hier gibt es drei Szenarien, die du verstehen solltest:

1. Zugeführte Energie > Verbrauchte Energie = Gewichtszunahme
2. Zugeführte Energie = Verbrauchte Energie = Gewicht bleibt gleich
3. Zugeführte Energie < Verbrauchte Energie = Gewichtsabnahme

Wenn du die zugeführte Energie niedriger als deine verbrauchte Energie hältst, führt dies automatisch zu einer Gewichtsabnahme. Wie du den drei Szenarien entnehmen kannst, hast du es in der Hand, ob du dein Gewicht hältst, abnimmst oder zunimmst.

Zwei Faktoren bestimmen dabei deine Energiebilanz: Die zugeführte Energie (Nahrung) und dein Energieverbrauch (Bewegung). Die Bezeichnung kommt nicht von ungefähr, denn die Energiebilanz ist eine Rechnung aus der zugeführten Energie in Form von Ernährung und der verbrauchten Energie. Letztere wird aus der Summe von Grundumsatz und Leistungsumsatz berechnet. Es sollte beim Abnehmen dabei immer dein Ziel sein, die zugeführte Energie zu senken bzw. die verbrauchte Energie zu erhöhen.

Die Abnehm-Formel Teil 1

Du hast jetzt schon einiges zu der Energiebilanz gehört, die den Ton für einen gesunden Stoffwechsel angibt. Damit du deine persönliche Energiebilanz berechnen kannst, brauchst du eine Formel. Mit dieser kannst du deine verbrauchte Energie, also deinen Grundumsatz und Leistungsumsatz berechnen.

Der Grundumsatz verbraucht Energie, um dich am Leben zu halten. Der Körper nutzt hier die Energie, damit das Gehirn denken kann und alle Organe ihren Dienst verrichten können. In der Regel lässt sich der Grundumsatz nur sehr schwer erhöhen. Ein Weg diesen zu erhöhen besteht darin Muskulatur aufzubauen. Neue Muskulatur verbrauacht selbst im Ruhezustand Energie und verbrennt somit auch Fett.
Der Leistungsumsatz wird dagegen hin von deinen täglichen Aktivitäten bestimmt. Vor allem Sport und deine Arbeit sind hier die größten Faktoren.

Der Trick beim Abnehmen besteht darin, über seinen Grundumsatz zu essen (und so den Jojo-Effekt bzw. Crash-Diäten zu vermeiden) und weniger als seinen Leistungsumsatz zu konsumieren. Befindet sich die zugeführte Energie in diesem Rahmen, wird der Körper das eigene Fett abbauen und trotzdem noch einwandfrei arbeiten und gesund sein.

Der Ist-Zustand

Damit du einen Überblick über deinen Energiehaushalt bekommst, musst du den Ist-Zustand ermitteln. Hierzu gibt es eine Formel, die du anwenden kannst. Mit dieser Formel arbeite ich schon seit Jahren und kann dadurch genau herausfinden, wie viel Energie ich am Tag brauche.

Die Formel lautet:

(Körpergewicht x 2,2046) x 10 x 1,3 bis 2,3 (Variable des Aktivitäten-Levels)

Die Variable des Aktivitäten-Levels wird auch PAL-Wert genannt. Mit diesem kannst du angeben, wie aktiv du in deinem Alltag bist.

Der PAL-Wert berechnet sich wie folgt:

- 1.3: nur sitzend oder liegend (gebrechliche Menschen)
- 1.4-1.5 sitzend, kaum körperliche Aktivität (Büroarbeit)
- 1.6-1.7 sitzend, gehend und stehend (Schüler, Student, Busfahrer)
- 1.8-1.9 hauptsächlich stehend und gehend (Kellner, Verkäufer)
- 2.0-2.3 körperlich anstrengende Arbeit (Landwirt, Hochleistungssportler)

Hast du den für den richtigen Wert gefunden, kannst du ihn in die genannte Formel einsetzen. Was du natürlich beachten musst, ist eine Tatsache, die ich in diesem Buch öfters erwähnen werde: Jeder Mensch ist anders. Daher kann es sein, dass diese Formel für dich nicht den genauen Umsatz berechnet wie sie es für mich tut. Damit du verstehst, welche Faktoren hinter dieser Formel sitzen, möchte ich sie dir nun genauer erklären.

Da ich (170 cm, 71 kg) einen sehr aktiven Alltag habe und auch viel Sport betreibe, habe ich meinen PAL-Wert bei 1,8 eingestuft.

(71 x 2,2046) x 10 x 1,8 = 2.817 Kalorien

Die Faktoren 2,2046 und 10 bleiben fix, während sich das Gewicht und der PAL-Wert je nach Person ändern. Insgesamt brauche ich also knapp 2.800 Kalorien, die ich zu mir nehmen muss, damit ich weder abnehme noch zunehme und mein aktuelles Körpergewicht halte.
Männer haben meist einen Wert, der zwischen 2.500 und 3.500 Kalorien liegt. Dieser hängt ganz von Gewicht, Größe und Aktivität ab. Die gleichen Bedingungen gelten für Frauen. Ihr Kalorienbedarf liegt jedoch weiter unterhalb des Werts vom Mann, nämlich bei 1.500 bis 2.000 Kalorien. An diese Werte kannst du dich gut orientieren, auch wenn sie nicht immer zutreffen.

Bevor du weiterliest, solltest auch du jetzt deinen Energieumsatz berechnen. Alles, was du brauchst, weißt du ja jetzt. Hast du deinen Ist-Wert ermittelt und aufgeschrieben, kannst du weiterlesen.

Der Soll-Zustand

Den Ist-Zustand deines Energieumsatzes haben wir jetzt schon ermittelt. Doch wo ein Ist, da steht auch ein Soll. Daher müssen wir uns jetzt auch deinen Soll-Zustand anschauen. Keine Sorge – es wird nur noch einmal kurz gerechnet, bevor wir uns dem nächsten Kapitel widmen können. Hast du den Soll-Zustand ermittelt, wird er dir außerdem helfen langfristig abzunehmen.

Wenn du abnehmen möchtest, rate ich dir, dass du am Tag 500 Kalorien weniger zu dir nimmst als es dir der Ist-Zustand vorgibt. Damit erreichst du langfristig, dass du schon nach kurzer Zeit die ersten Fettpfunde verlierst und somit die ersten Erfolge feiern kannst. Pro Woche kannst du so zwischen 500-1.000 Gramm an Gewicht verlieren. Nimm dir das als Ziel und verliere es nicht aus den Augen! Wenn du jede Woche 1 Kilogramm verlierst, hast du innerhalb von 2 Monaten ganze 8 Kilogramm weniger auf den Hüften! Außerdem hat dein Körper so noch ausreichend Energie für den so wichtigen Grundumsatz.

Was du nun tun musst, ist klar, oder? Du ziehst die 500 Kalorien einfach von deinem Ist-Zustand ab. Bei mir und meinen 2.800 Kalorien läge mein Soll-Zustand somit bei 2.300 Kalorien.

Hast du deinen Ist-Zustand und Soll-Zustand nun ermittelt? Gut, dann können wir uns jetzt mit den Makronährstoffen beschäftigen.

Makronährstoffe

Ich möchte dir einen kurzen Überblick geben, welche Nährstoffe zu den Makronährstoffen gehören und was sie in deinem Körper bewirken. Damit du zu einem gesunden, fitten Körper kommst, musst du wissen, was es mit den Makronährstoffen auf sich hat. Dass es sich hierbei um nichts weiter als Kohlenhydrate, Eiweiß und Fett handelt, möchte ich dir schon mal verraten. Doch die Sache ist noch viel komplexer als manche denken!

Was sind Makronährstoffe?

Damit der Körper Energie gewinnen kann, braucht er Nährstoffe. Auch braucht er die Nährstoffe, damit deine Organe und verschiedene Körperbestandteile (Enzyme, Hormone, Knochen, Muskeln, Zellen) aufgebaut werden können. Damit dein Körper alle Funktionen problemlos ausführen kann, musst du Mikronährstoffe und Makronährstoffe zu dir führen.

Zu den Makronährstoffen gehören wie gesagt Kohlenhydrate, Eiweiß und Fett. Jedes Lebensmittel besteht aus diesen Nährstoffen. Dabei besitzen die Makronährstoffe jedoch eine unterschiedlich große Kalorienanzahl bzw. Brennwert. Kohlenhydrate und Proteine zählen 4 kcal pro Gramm, während Fett ganze 9 kcal pro Gramm innehält.

Wenn du zu viele Pfunde auf den Hüften hast, dann tragen nicht die Makronährstoffe die Schuld daran, sondern deine Energiebilanz. Wenn du deinen Ist- und Soll-Wert nicht mehr vor Augen hast, schreibe dir die beiden Werte auf, während du dieses Buch liest. Du wirst beim weiteren Lesen verstehen, dass du allein dafür verantwortlich bist, ob du übergewichtig bist oder nicht. Du allein trägst die Verantwortung dafür, was und wie viel in deinen Körper kommt!

Die Makronährstoffe stellen also Energielieferanten dar und halten unseren Stoffwechsel aufrecht. Damit du ordentlich Muskeln aufbauen kannst, musst du alle drei Makronährstoffe in einer bestimmten Menge zu dir nehmen. Wenn du das nicht tust, kann es Einschränkungen in deinen Körperfunktionen geben. Nur wenn du deinen Körper mit allen Makronährstoffen versorgst, wird er auch richtig funktionieren.

Kohlenhydrate

Kohlenhydrate haben den Ruf, dass sie dick machen. Zum Teil stimmt das, zu einem anderen Teil aber auch wieder nicht. Es gibt die sogenannten guten und die schlechten Kohlenhydrate. Wie du dir denken kannst, solltest du von den schlechten Kohlenhydraten nicht so viel zu dir nehmen. Das tun wir allerdings viel zu oft. Und genauer daher stammt also die These, dass Kohlenhydrate uns dick machen. Dabei ist es vor allem der Zucker, der daran schuld ist.

Doch Zucker ist nicht gleich Zucker. Es handelt sich um den Einfachzucker, der uns dick macht. Denn du musst wissen, dass Kohlenhydrate aus einzelnen oder kurzen Zuckermolekülen bestehen. Die Bausteine für die Molekülketten sind Fruktose, Glukose und Galaktose. Diese wiederum lassen sich zu weiteren Ketten verbinden: Maltose, Laktose und Saccharose. Haushaltszucker besteht aus einer Verbindung von Fruktose und Glukose (Saccharose). Bei Laktose, also dem Milchzucker, handelt es sich um eine Mischung aus Galaktose und Glukose. Als Maltose wird der Malzzucker bzw. die Stärke aus Lebensmitteln bezeichnet.

Zu den Kohlenhydraten zählen auch Ballaststoffe, die du vielleicht auch als Faserstoffe kennst. Aus diesen kann der Körper zwar kaum Energie gewonnen, doch sie bringen aufgrund ihrer geringen Energieleistung kaum Kalorien mit sich. Sie haben jedoch eine ganz besondere Funktion im Körper. Denn sie wirken wie kleine Schwämme, die deinen Darm durchputzen und Giftstoffe aufsaugen. Diese werden dann nach außen hin abtransportiert und sind extrem wichtig für eine funktionierende Verdauung.

Unter den Ballaststoffen wird zwischen zwei Arten unterschieden. Hierzu zählen die löslichen Ballaststoffe (Obst, Gemüse und Hülsenfrüchte) und die unlöslichen Ballaststoffe (Schalen von Samen und Körner).

Was den Körper jedoch mit Übergewicht aus der Bahn bringt, sind weder Ballaststoffe noch Stärkeprodukte. Nur die Einfachzucker sind schuld daran. Einfachzucker steckt besonders in Lebensmitteln wie Weißmehlprodukten (Pizza, Toastbrot, Kekse) sowie weißem Reis.

Wenn wir Einfachzucker zu uns nehmen, wird die Fettverbrennung gehemmt und die Insulinausschüttung angeregt. Je mehr Zucker wir also zu uns nehmen, umso mehr Insulin wird ausgeschüttet. Die hohe Menge an Insulin führt sodann zu Heißhunger.

Während der Insulinausschüttung kann der Körper kein Fett abbauen, da anabole Stoffwechselprozesse eingeleitet werden. Doch es kann noch schlimmer kommen. Denn wer ständig nur Pizza, Brot und sonstige Weißmehlprodukte konsumiert, gefährdet sich und seinen Körper. Die hohe Insulinproduktion kann dazu führen, dass der Körper eine Resistenz gegenüber Insulin entwickelt. Dieser Zustand ist bekannt als Diabetes Typ 2.

Einfachzucker hat immer einen hohen Insulinausschuss zur Folge und dieser wiederum begünstigt direkt die Fetteinlagerung. Insulin ist ein sehr mächtiges Hormon und falsch "eingesetzt" macht es die Bevölkerung einfach nur fett. Und das meiste Insulin wird nun einmal durch Zucker ausgeschüttet. Solltest du nur eine Information aus diesem Buch mitnehmen, würde sie lauten: **Vermeide Zucker!**

Kohlenhydrate sind die einzigen Makronährstoffe, die nicht essentiell für uns sind. Das bedeutet, dass wir theoretisch auf sie verzichten könnten. Denn Zucker kann unser Körper auch ganz einfach aus Eiweiß und Fett herstellen. Unglaublich, oder? Als ich davon zum ersten Mal gehört habe, konnte ich das gar nicht glauben. Wenn unser Körper also Zucker selbst herstellen kann und wir auf Kohlenhydrate verzichten können, warum werden dann immer noch so viele Kohlenhydrate verschlungen?

Kohlenhydrate sind lecker und werden von jedem gerne gegessen. Dabei wissen die wenigsten, dass wir sie eigentlich gar nicht benötigen. Drehen wir die Uhr um 20 Jahre zurück, wurde damals wesentlich weniger Zucker verzehrt – und vor Millionen von Jahren schon gar nicht. Doch heute leben immer mehr Menschen im Zuckerrausch, ohne es wirklich mitzubekommen. Ihr Körper erlebt einen Zuckerüberschuss, mit dem keiner von uns umgehen kann.

Es ist daher kein Wunder, dass immer mehr ernährungsbedingte Krankheiten entstehen. Wir Menschen sind nicht dafür gemacht, unserem Körper so viel Zucker zu geben. Selbst Lebensmittel, in denen Zucker nichts zu suchen hat, werden mittlerweile gezuckert. Doch besonders in Toastbrot, Softdrinks und Süßigkeiten ist viel raffinierter Zucker vorhanden. Und was ist mit Obst? Schließlich ist hier Einfachzucker in Form von Fruktose vorhanden. Diese natürliche Form von Zucker ist zwar gesünder, hat aber auf den Insulinspiegel ähnliche Auswirkungen.

Wie du siehst, ist in vielen Lebensmitteln Zucker versteckt. Daher rate ich dir, auf alle Lebensmittel mit Zucker zu verzichten, wenn du wirklich abnehmen willst. Anstatt immer zu Ananas oder Mango zu greifen, koche dir lieber etwas Gemüse. Du sollst jetzt natürlich nicht komplett auf Obst verzichten. Achte daher darauf, dass du zuckerarme Sorten wie Beeren, Pfirsiche und Pflaumen wählst.

Gemüse steckt voller Vitamine, Mineralstoffe und Ballaststoffe. Rohes Gemüse solltest du zudem gekochtem Gemüse vorziehen. Denn durch das Kochen verliert das Gemüse an Mineralstoffe. Der größte Vorteil von Gemüse ist allerdings, dass es sich hierbei um langkettige Kohlenhydrate handelt, die für die Aufspaltung länger benötigen und sich somit auch länger im Körper befinden. Je länger sie im Körper sind, umso länger wirst du demnach auch mit Energie versorgt und du hast weniger Hunger.

Fette

Fette sind für den Menschen absolut essentiell. Das bedeutet, dass du Fette zu dir nehmen musst, um die Prozesse in deinem Körper aufrecht zu erhalten. Ohne Fett würden zum Beispiel verschiedene Organvorgänge nicht funktionieren. Doch besonders im Hormonhaushalt spielt Fett eine wichtige Rolle. Und wie du dir jetzt wahrscheinlich denken kannst, ist ohne Fett auch der Stoffwechsel im Keller. Doch auch für die Verarbeitung von Vitaminen brauchen wir Fett. Hierbei handelt es sich genauer gesagt um die Vitamine A, D, E und K. Ohne Fett können sie nicht verarbeitet und von unserem Körper aufgenommen werden. Wir sind also auf Fette angewiesen.

Es gibt jedoch verschiedene Fette. Die Rede ist von den sogenannten guten und schlechten Fetten. Zu den guten Fetten gehören ungesättigte Fettsäuren. Darunter zählen die einfach ungesättigten Fettsäuren, die zweifach ungesättigten Fettsäuren und die mehrfach ungesättigten Fettsäuren. Zu den schlechten Fetten gehören die gesättigten Fettsäuren. Doch worunter unterscheiden sich diese?

Generell sind die ungesättigten Fettsäuren in pflanzlichen Ölen, Nüsse und Avocados zu finden. Sie fördern deine Gesundheit und somit auch deinen Stoffwechsel. Diesen gesunden Fetten stehen die gesättigten Fettsäuren gegenüber. Sie sind hauptsächlich in tierischen Produkten wie Fleisch und Milchprodukten zu finden. Von dieser Gruppe Fett solltest du nur ein Drittel des kompletten Fettgehalts am Tag zu dir nehmen. Die gesättigten Fettsäuren sind daher keineswegs schlecht, wenn sie nur in gewissem Maße dem Körper zugeführt werden.

Was du als schlecht bezeichnen kannst, sind die Transfettsäuren. Diese findest du in allen frittierten Mahlzeiten wie Pommes oder Hähnchen. Die Transfette entstehen, wenn Öl zu stark erhitzt wird. Mit dem Erhitzen handelt es sich also nicht mehr um ein natürlich pflanzliches Öl. Das Öl sollte daher komplett vermieden werden, wenn du abnehmen willst. Der menschliche Körper kann die Fette nicht verarbeiten, da sie nicht aus der Natur stammen. Wie du dir sicher denken kannst, bleibt das Fett im Körper und landet an Bauch, Po und Hüfte.

Wenn du jetzt denkst, dass sich die Transfettsäuren nur in Pommes und anderen frittierten Sachen versteckt, hast du dich getäuscht. Denn wir finden Transfette auch in Chips, Keksen und anderen Fertigprodukten – den sogenannten Snacks. Auch wenn Fett ein guter Energielieferant ist, solltest du es nur in geringen Mengen zu dir nehmen. Wie du jetzt außerdem gelernt hast, solltest du auch darauf achten, welches Fett du zu dir nimmst.

Eiweiß

Für den Aufbau von Zellen benötigt unser Körper viel Eiweiß. Unser Gewebe und die Muskeln können ohne Eiweiß quasi nicht leben. Doch auch Blut und Antikörper werden auf Basis von Eiweiß hergestellt. Nehmen wir zu wenig Eiweiß zu uns, kann sich dies in unseren Haaren und Fingernägeln widerspiegeln. Haare fallen aus und Fingernägel werden brüchig. Für die Erhaltung und das Wachstum brauchst du also viel Eiweiß.

Doch Eiweiß kann noch viel mehr. Eine der wichtigsten Eigenschaften, die Eiweiß mit sich bringt, ist unter anderem die Sättigung. Nimm mehr Eiweiß und weniger Kohlenhydrate zu dir und du wirst automatisch weniger Hunger haben. Auch wenn sich das vielleicht komisch anhört, ist dies ein Weg, den schon viele gegangen sind, um einen schlanken Körper zu bekommen! Denn Kohlenhydrate machen uns nicht lange satt. Gut, es kommt natürlich darauf an, welche Kohlenhydrate du zu dir nimmst. Das habe ich dir ja schon erklärt. Doch in Verbindung mit Eiweiß bleibst du noch länger satt und wirst nicht so schnell wieder was essen wollen.

Hinzu kommt, dass uns die Proteine, wie Eiweiß auch gerne genannt wird, unseren Insulinspiegel nicht so schnell ansteigen lassen. Dadurch werden Heißhungerattacken verhindert und du wirst daher nicht wieder direkt zu Schokolade, Chips und anderen Snacks greifen. Dein Stoffwechsel wird es dir danken! Und nicht nur das. Auch dein Bauch wird sich schnell von dem zu vielen Fett der letzten Jahre erholen.

Es wird gesagt, dass 15% vom Nährstoffhaushalt aus Proteinen bestehen sollen. Doch wenn du erfolgreiche abnehmen willst, solltest du mehr Proteine zu dir nehmen und weniger Kohlenhydrate. Zwar liefern dir Kohlenhydrate auch 4 kcal pro Gramm, doch du wirst sie nicht so schnell verstoffwechseln können. Doch bleiben wir jetzt noch mal weiter beim Eiweiß und kommen wir zu den einzelnen Baustoffen.

Das Eiweiß ist wie eine Kette aufgebaut, die aus kleinen Bestandteilen besteht. Diese Teile werden Aminosäuren genannt, die wiederum in zwei Gruppen aufgeteilt werden. Insgesamt gibt es 20 Aminosäuren, die entweder essentiell oder nicht essentiell sind. Das bedeutet, dass es Aminosäuren gibt, die nicht vom Körper selbst hergestellt werden können (essentiell) und somit über die Nahrung aufgenommen werden müssen. Hierbei handelt es sich um acht essentielle Aminosäuren.

Die acht essentiellen Aminosäuren sind:

- Isoleucin
- Leucin
- Lysin
- Methionin
- Phenylalanin
- Threonin
- Tryptophan
- Valin

Du kannst dir nun also vorstellen, dass es durchaus wichtig ist, Eiweiß aus essentiellen Aminosäuren zu dir zu nehmen. Je mehr essentielle Aminosäuren du zu dir nimmst, um so hochwertiger ist die Proteinquelle und das Eiweiß kann besser verwertet werden. Zu den Lebensmitteln mit vielen essentiellen Aminosäuren zählen insbesondere Eier, Spinat, Fleisch, Erdnüsse, Quinoa, Mandeln und Walnüsse. Falls du zu diesen Lebensmitteln mal keinen Zugriff haben solltest, kannst du die Eiweißquellen auch in Pulverform zu dir nehmen. Besonders auf Reisen macht das Sinn, wenn du keine andere Möglichkeit hast, diese Lebensmittel zu finden. Auch im Sportbereich kann ein Supplement durchaus sinnvoll sein.

Im Gegensatz zu den essentiellen Aminosäuren können die nicht essentiellen Aminosäuren also vom Körper selbst hergestellt werden.

Zu den 12 nicht essentiellen Aminosäuren zählen:

- Alanin
- Arginin
- Asparagin
- Asparaginsäure

- Cystein
- Glutamin
- Glutaminsäure
- Glycin
- Histidin
- Prolin
- Serin
- Tyrosin

Auch in den essentiellen Eiweißquellen, die ich dir bereits genannt hatte, sitzen viele nicht essentielle Aminosäuren. Zudem findest du einen hohen Eiweißanteil in Eier, Quark und Käse sowie Fleisch, wie z.B. Pute und Hähnchen. Wer sich vegetarisch oder vegan ernährt, muss aber auch nicht leer ausgehen. Denn auch pflanzliche Lebensmittel stecken voller Proteine. Hierzu zählen Kichererbsen, Bohnen, Linsen, Nüsse, Quinoa und Amaranth.

Die Abnehm-Formel Teil 2

Du hast jetzt schon einiges zu den Makronährstoffen erfahren. Indem du sie gut in deine Ernährung einbaust und gleichzeitig deine Energiebilanz hältst, wirst du zu einem gesunderen Körper, einem flachen Bauch und endlich deinem Traumgewicht kommen. Die Makronährstoffe spielen also eine entscheidende Rolle. Mit ihnen hast du in der Hand, wie viel Gewicht du am Tag zulegst und ob du überhaupt zunimmst. Dabei kommt es insbesondere auf die Verteilung der Nährstoffe an.

Um die Makronährstoffe am Tag angeben zu können, gibt es wieder eine Formel. Zunächst brauchst du dein Kalorienziel. Du erinnerst dich bestimmt an die erste Abnehm-Formel, die ich dir erklärt hatte. Wir brauchen nun vorerst deinen Soll-Wert (Kalorienziel). In meinem Fall waren das 1.650 kcal.

Der Soll-Wert hatte sich daraus berechnet, dass wir unserem Ist-Wert 500 kcal abgezogen haben. Diese Kalorienanzahl wollen wir uns sparen, damit wir abnehmen. Damit du also abnimmst, wirst du weniger essen. Ich möchte nochmal erwähnen, dass es hierbei nicht ums Hungern geht! Wer Hunger hat, sollte etwas essen. So einfach ist das. Wer sich aber bewusst ernährt, wird keinen Hunger verspüren, auch wenn er weniger isst.

Kommen wir nun wieder zur Abnehm-Formel zurück. Da die Makronährstoffe beim Abnehmen eine wichtige Rolle spielen, sollten wir uns darum kümmern, diese in einer gewissen Menge zu uns zu nehmen. Die Makronährstoffe werden in bestimmten Verhältnissen aufgeteilt. Wichtig sind hierbei die Proteine. Diese solltest du als erstes berechnen und in den Vordergrund stellen. Dann kommen die Fette und ganz zum Schluss schaust du, was für die Kohlenhydrate übrig bleibt. Je höher die Proteinzufuhr ist, desto hlher ist die Chance, dass du Heißhungerattacken aus dem Weg gehst. Außerdem wird mit einer hohen Proteinzufuhr dein Muskelaufbau unterstützt.

Die Menge der Makronährstoffe (Eiweiß, Fett und KH) pro Tag berechnest du wie folgt:

Eiweiß: (Körpergewicht in Kilogramm) x 2,5

Fett: 40% der Gesamtkalorienmenge

KH: Der Rest

In meinem Fall (Soll-Wert: 2.300 kcal; Gewicht: 71 kg) sähe dies wie folgt aus:

Eiweiß: 71 x 2,5 = **178 g** -> 178 x 4 kcal je Gramm = 712 kcal

Fett: 0,45 x 2.300 = 1.035 kcal -> 1.035 / 9 kcal je Gramm = **115 g** (= 1.035 kcal)

KH: 2.300 kcal - 1.035 kcal (Fett) - 712 kcal (Eiweiß) = 553 kcal -> 553 kcal / 4 kcal je Gramm = **138 g**

Auch wenn die Rechnung auf dem ersten Blick etwas verwirrend ausschauen mag, wirst du sehen, wie einfach es eigentlich ist. Wenn du einmal den Dreh raushast und deine eigenen Werte eingesetzt hast, wirst du feststellen, wie einfach es ist. Die Formel ist also kein Hexenwerk!

Wie du an meinem Beispiel erkennen kannst, müsste ich nun für den Fettabbau meinen Speiseplan aus **178 g Eiweiß, 115 g Fett und 138 g Kohlenhydrate** zusammensetzen. Die Kohlenhydrate wurden für ein Kaloriendefizit heruntergeschraubt und Eiweiße und Fett erhöht. Zudem spielen Ballaststoffe, die zu den Kohlenhydraten gehören, eine wichtige Rolle. Sie sollten in einer Menge von 20-50 g pro Tag zu dir geführt werden. So wird deine Verdauung angekurbelt. Diese ist mehr als wichtig für das Abnehmen.

Jetzt bist du dran! Ersetze meine Werte mit deinen und rechne dir anhand meines Beispiels aus, wie die Verteilung der Makronährstoffe bei dir aussieht.

Häufige Fehler bei einer Low Carb Ernährung

Wer kennt sie nicht – die Low Carb Diät!
Wir schrauben die Aufnahme von Kohlenhydraten wie Brot, Pasta und Reis herunter und sollen damit unseren Blutzucker gleichmäßig halten können – und genau das wirst du in deinem Ernährungsplan tun müssen. Zucker durch Gemüse ersetzten und weniger Brot und dafür mehr Eiweiß und Nüsse essen.
Außerdem soll weniger Insulin ausgeschüttet und somit mehr Fett verbrannt werden. Somit ist eine Low Carb Ernährung nur die logische Konsequenz und entspricht auch der natürlichen Ernährung der Menschen. Viel Eiweiß, Viel Fett und viel Gemüse. Dabei unterscheidet die Low Carb Diät jedoch verschiedene Konzepte. Eine der bekannten Low Carb Formen ist die Dr. Atkins Diät. Sie ist jedoch auch die extremste, da in dieser Ernährungsform keinerlei Kohlenhydrate erlaubt sind.

Andere Formen der Low Carb Ernährung sind die South Beach Diät, Logi-Diät und Scarsdale-Diät. Diese können im Gegensatz zu der Dr. Atkins Diät leichter in den Alltag eingebaut und umgesetzt werden. Besonders für übergewichtige Menschen sind diese Ernährungsformen eine gute Alternative, um den Stoffwechsel wieder in den Griff zu bekommen und zu beschleunigen. Wenn auch du dich zu den Personen zählst, die viel Kuchen, Fast Food und Schokolade essen, ist die Low Carb Ernährung sicher auch etwas für dich! Schwieriger wird es, wenn du dich hauptsächlich von Pasta, Brot und Reis ernährst. Dies sind die Lebensmittel, die den Stoffwechsel ausbremsen und eine Fetteinlagerung fördern. Doch auch wenn dies schwieriger ist, wird es dir gelingen – wo ein Wille, da auch ein Weg!

Welche Vorteile eine kohlenhydratarme Ernährung für den Körper mit sich bringt, ist offensichtlich. Ersetzt du die Kohlenhydrate auf deinem Speiseplan durch Eiweiß, wirst du schnell eine Gewichtsabnahme erreichen. Dabei gilt es allerdings, Schokolade und Co. aus dem Spiel zu lassen und auch ein Hamburger oder eine Pizza gehören nicht dazu! Gut zu wissen, ist sicherlich auch, dass der Körper bei der Energiegewinnung aus Eiweiß mehr Energie verbraucht als bei der Gewinnung aus Kohlenhydraten.

Wenn du dich für eine eiweiß- & fettreiche und kohlenhydratarme Ernährung entscheidest, solltest du aus gesundheitlichen Aspekten bedenken, dass du ausreichend Ballaststoffe zu dir nimmst. Diese stecken hauptsächlich in Gemüse. Aus diesem Grund sehen Ernährungsforscher die Dr. Atkins Diät als bedenklich an. Denn nimmst du keine Kohlenhydrate mehr zu dir, fehlen dir somit auch die Ballaststoffe, die dem Eiweiß fehlen. Du solltest daher darauf achten, dass du neben den Eiweißquellen wie Fleisch, Fisch, Tofu oder Hülsenfrüchten auch zu viel Gemüse greifst. Gemüse ist das beste was man seinem Körper nur geben kann und du solltest es reichlich verzehren!

Die drei größten Fehler bei einer Low Carb Ernährung habe ich dir hier noch einmal zusammengefasst:

1. Du isst zu wenig

Die Low Carb Diät ist und soll keine Reduktionsdiät sein. Damit will ich sagen, dass du nicht weniger essen sollst (es sei denn du willst Fett verlieren) und auch nicht komplett auf Kohlenhydrate verzichten solltest. Denn dann wären wir bei einer No Carb Ernährung. Bei einer Low Carb Ernährung ist es also wichtig, dass du ausreichend über den Tag verteilt isst und genügend Kalorien zu dir führst. Wenn du zu wenig isst, wird dein Stoffwechsel nach unten gefahren. Du wirst somit keine Lust auf Sport oder andere Aktivitäten haben. Das führt gleichzeitig dazu, dass dein Leistungsumsatz in den Keller geht. Als Folge dessen wird die nächste Heißhungerattacke dich schnell wieder packen und du wirst alles in dich hineinstopfen.

Wie gesagt, solltest du nicht komplett auf Kohlenhydrate verzichten. Es ist jedoch wichtig, dass du ausreichend Fett aus natürlichen Quellen zu dir nimmst. Die guten Fette werden dir bei deinem Stoffwechsel helfen und dich näher zu deinem Traumkörper bringen. Neben Fisch kannst du zu Nüssen, Avocado und pflanzlichen Ölen greifen. Anhand deiner Energiebilanz und meiner Abnehm-Formel 2 kannst du dir selbst ausrechnen, wie viel Fett es sein darf.

2. Du gibst zu schnell auf

Der zweite Punkt, der im Hinblick auf eine erfolgreiche Low Carb Ernährung wichtig ist, ist das Ziel. Immer wieder höre ich von Menschen, die es ja versucht haben, aber am Ende zu schnell wieder zu zuckrigen und gesalzenen Nahrungsmitteln gegriffen haben. Das ist meistens schon nach wenigen Tagen passiert. Dabei frage ich mich, wie diese Personen Autofahren gelernt haben. Ist das auch von einem Tag auf den anderen passiert?

Du kannst dir sicherlich denken, worauf ich hinaus möchte. Es ist wichtig, dass du dir darüber klar wirst, nicht von einem Tag auf den anderen die große Umstellung vollbringen zu können. Es gilt als wichtig, dass du dir Zeit gibst für die Umstellung. Lasse dir die Zeit, die du benötigst und gib nicht auf. Denn am Ende wirst du einen Körper im Spiegel sehen, wie du ihn dir schon immer gewünscht hast.

3. Zu wenig Vitamine und Ballaststoffe

Wer eine Low Carb Diät durchführt, konzentriert sich natürlich verstärkt auf die Kohlenhydrate. Dass diese reduziert und die Eiweißzufuhr erhöht werden soll, wissen wir ja bereits. Doch es gibt einen weiteren wichtigen Aspekt, den viele aus den Augen verlieren. Denn Vitamine und Ballaststoffe sind mehr als wichtig in einer Low Carb Diät.

Mit der erhöhten Zufuhr von Proteinen kann es ohne Ballaststoffe schnell zu Verdauungsproblemen kommen. Dies kann schneller geschehen als du gucken kannst. Indem du Ballaststoffe zu dir nimmst, kannst du für einen geregelten Stoffwechsel und eine problemlose Verdauung sorgen. Ich kann dir hier besonders Leinsamen empfehlen. Diese enthalten neben vielen Ballaststoffen auch Eiweiß und Fett. Du kannst sie gut in Quark oder Müsli untermixen.

Doch auch Vitamine sollten vermehrt von dir aufgenommen werden. Diese stecken besonders in Gemüse und in noch mehr Gemüse. Viele sind der Meinung, dass sie bei einer Low Carb Diät keine Früchte mehr essen dürfen, da sie schließlich Fruchtzucker enthalten. Ich kann dir die Sorgen nehmen und dir sagen, dass es völlig in Ordnung ist, Früchte zu essen - aber in nicht in große Mengen, eher als süße Abwechslung.

Vitamine gehören übrigens zu den Mikronährstoffen, die ich dir im nächsten Abschnitt näher erklären werde.

Mikronährstoffe

Neben den Makronährstoffen und der Energiebilanz ist es wichtig, dass du auch einen Blick auf die Mikronährstoffe wirfst. Auch wenn von den Mikronährstoffen wesentlich weniger vorhanden ist als von den Makronährstoffen, dürfen wir sie nicht unbeachtet lassen. Was du bei den Mikronährstoffen zu beachten hast, erfährst du jetzt.

Was sind Mikronährstoffe

Mit Mikronährstoffen bringen wir unseren Stoffwechsel in Schwung. Ohne Mikronährstoffe geraten verschiedene Prozesse in unserem Körper ins Stocken. Zudem helfen die Mikronährstoffe den aufgenommenen Makronährstoffen bei ihrer Verwertung. Sie haben dabei unterschiedliche Wirkungen auf unseren Körper. So können die einen Mikronährstoffe unseren Körper bei der Energiegewinnung unterstützen, während andere eher antioxidativ wirken.

Dass sich der Gehalt an Mikronährstoffen in den Lebensmitteln unterscheidet, ist vermutlich jedem bewusst. Je frischer das Lebensmittel, desto mehr Mikronährstoffe sind auch enthalten. Wenn du also nur abgepackte Nahrung verzehrst, wirst du umso weniger Mikronährstoffe zu dir nehmen. In der industriell verpackten Nahrungswelt finden hauptsächlich Fette, Salze und Zucker ihren Platz. Die Mikronährstoffe gehen bei der Verarbeitung und Herstellung der Nahrungsmittel verloren. Das Gegenteil ist natürlich der Fall, wenn du dich hauptsächlich von Gemüse und Früchten ernährst. Du erhältst so viele Mikronährstoffe wie möglich. Außerdem kannst du hier sicher sein, dass sich keine chemischen Zusatzstoffe verstecken.

Doch was sind Mikronährstoffe genau? Zu den Mikronährstoffen zählen vor allem Vitamine und Mineralien. Diese zwei Gruppen lassen sich ebenfalls noch mal in Untergruppen aufteilen. Mineralien bestehen aus Makromineralien und Spurelementen. Besonders die Spurenelemente sollten dir ein Begriff sein, denn sie werden heutzutage immer wieder erwähnt, wenn es um eine gesunde Ernährungsweise geht.

- ➔ Zu den wichtigen Makromineralien gehören:
  Kalzium, Phosphor, Magnesium, Schwefel, Natrium

- ➔ Zu den wichtigen Spurenelementen gehören:
  Eisen, Kupfer, Zink, Selen, Jod

Wie auch bei den Mineralien lassen sich Vitamine in zwei Gruppen aufteilen – die fettlöslichen und die wasserlöslichen Vitamine. Die fettlöslichen Vitamine kann man sich schnell merken, indem man an eine bekannte Supermarktkette aus Deutschland denkt.

➔ Fettlösliche Vitamine: A, D, E und K

➔ Wasserlösliche Vitamine: Vitamin C und alle B-Vitamine

Die fettlöslichen Vitamine können vom Körper gespeichert werden und müssen daher nicht täglich konsumiert werden. Sie sollten jedoch mit genügend gutem Fett konsumiert werden, denn ansonsten kann es sein, dass dein Körper sie nicht vollständig aufnimmt. Daher solltest du beispielsweise Karotten oder Karottensaft nicht ohne etwas pflanzlichem Öl zu dir nehmen. Das Vitamin A geht ansonsten verloren und du trinkst den Möhrensaft quasi umsonst.

Was die wasserlöslichen Vitamine angeht, braucht dein Körper sie in großen Mengen. Sie werden nicht so gut wie die andere Vitamingruppe gespeichert. Über Schweiß und Urin werden Vitamin C und B-Vitamine ausgeschieden. Daher solltest du dafür sorgen, dass du sie täglich zu dir führst.

Die wichtigsten Mikronährstoffe und ihre Funktion

Damit du einen besseren Blick in die Welt der Mikronährstoffe bekommst, möchte ich dir eine kleine Übersicht geben und dir die wichtigsten Mikronährstoffe mit ihren zahlreichen Funktionen vorstellen. Außerdem gebe ich dir einen Überblick über die Lebensmittel, die mit den jeweiligen Mikronährstoffen in Verbindung stehen.

Wenn du deine Ernährung anhand dieser Mikronährstoffe aufbaust, kannst du nichts falsch machen. Solltest du mal einen Mangel feststellen oder für eine längere Zeit nicht an diese Lebensmittel herankommen (z.B. auf Reisen), kannst du die Nährstoffe auch in Form von Pulver als Supplement zu dir nehmen. Du solltest jedoch auch darauf achten, dass du nicht in die typischen Mausefallen gerätst. Damit meine ich nichts weiter, als dass du auf bestimmte Faktoren achten solltest, die deinen Mikronährstoffhaushalt beeinträchtigen könnte. Hierzu gehört zum Beispiel das Rauchen. Das Rauchen entzieht deinem Körper Vitamin C und Vitamin B 12.

Doch auch andere Quellen wie Alkohol oder Medikamente können die Nährstoffaufnahme verhindern.

- ➔ Kalzium (Knochen und Zähne)
    - Milch, Käse, Grünkohl

- ➔ Chrom (Glukosestoffwechsel, Regulierung des Blutzuckers)
    - Schweinefleisch, Pilze, Vollkornmüsli

- ➔ Eisen (Sauerstofftransport, Bildung roter Blutkörperchen)
    - Steinpilzen, Schweineleber, Kürbiskernen, Sesam

- ➔ Jod (Bildung von Schilddrüsenhormonen)
    - jodiertem Salz, Seefisch

- ➔ Magnesium (Nerven, Muskelentspannung)
    - Kürbiskerne, Leinsamen, Sonnenblumenkerne

- ➔ Selen (Bestandteil von Enzymen, fängt freie Radikale auf)
    - Steinpilze, Thunfisch, Garnelen

- ➔ Zink (Wundheilung, Immunsystem)
    - Emmentaler, Austern, Gouda, Walnüsse

- ➔ Vitamin A (Sehkraft, Wachstum, Immunsystem)
    - Schweineleber, Eier, Spinat, Feldsalat

- ➔ Vitamin B1 (Herz- und Nervensystems)
    - Kartoffeln, Hülsenfrüchte (Linsen, Bohnen...)

- ➔ Vitamin B2 (Verwertung von Eiweiß und Fett)
    - Milch, Eier, Nüsse

- ➔ Biotin (Haut, Fingernägel und Haare):
  - o Champignons, Soja

- ➔ Vitamin B6 (Eiweißstoffwechsel, Kreis- und Nervensystem)
  - o Lachs, Sardinen, Walnüsse, Spinat, Brokkoli

- ➔ Vitamin B12 (Zellen, Kreis- und Nervensystem)
  - o Eier, Rinderleber, Makrelen, Austern, Emmentaler

- ➔ Vitamin C (Bindegewebe, Immunsystem)
  - o Hagebutten, Johannisbeeren, Paprika, Brokkoli, Spinat

- ➔ Vitamin D (Calciumaufnahme und Knochenbildung):
  - o Sonne, Steinpilze, Eier, Lachs, Pfifferlinge

- ➔ Vitamin E (Schutz der Zellen)
  - o Sonnenblumenkerne, Haselnüsse, Mandeln, Avocado

- ➔ Folsäure (Zellwachstum, Erbsubstanz)
  - o Spinat, Broccoli, Leber

- ➔ Pantothensäure (Bildung von Körperzellen, Fettstoffwechsel)
  - o Champignons, Blumenkohl, Brokkoli

Wie du deine Mikronährstoffe deckst

Da im Leben nicht alles perfekt läuft und auch der Mensch nicht perfekt ist, greifen wir ab und zu dann doch mal zu einem Glas Bier oder Wein. Dass dies die Vitaminreserven einschränkt, wissen aber nur die wenigsten. Doch das ist noch nicht alles! Denn auch Rauchen und die Einnahme von Medikamenten gelten als wahre Killer, was unsere Vitamine angeht. Generell wird daher gesagt, dass Raucher einen Vitaminbedarf von 150% haben.

Da Mikronährstoffe nicht nur für deine Gesundheit wichtig sind, sondern auch für das Abnehmen eine große Rolle spielen, muss der tägliche Bedarf gedeckt werden. Dabei kannst du dich an den folgenden Satz halten: Gemüse hält, was Obst verspricht! Mit anderen Worten soll dies heißen, dass du im Gemüse eine hohe Anzahl von Vitaminen und Mineralstoffen findest. Da uns immer wieder gesagt wird, wie wichtig es doch ist, Obst zu essen, gehen wir davon aus, dass Obst das beste Lebensmittel mit den meisten Vitaminen ist. Doch dem muss nicht unbedingt so sein.

Schauen wir uns das Ganze genauer an, sehen wir tatsächlich Gemüse als Vorreiter für Vitamine und Mineralstoffe. Denn im Gegensatz zu Obst steckt im Gemüse kein Fruchtzucker, der für einen Insulinausstoß sorgen könnte. Da Obst jedoch zu einem Großteil aus Zucker besteht, enthält es auch mehr Kalorien. Wenn du den ganzen Tag über also Obst isst oder Smoothies trinkst, wirst du auf lange Sicht gesehen eher zunehmen als abnehmen. Doch lass uns wieder zum eigentlichen Thema zurückkommen, nämlich der Deckung deiner Mikronährstoffe.

Damit du deine Nährstoffe deckst, darfst du natürlich nicht auf Obst verzichten. Doch es ist wichtig, dass du Gemüse priorisierst. Kombiniert mit Nüssen und Pilzen sowie auch gutem Bio-Fleisch deckst du somit deinen Nährstoffbedarf, ohne dass du deinen Blutzuckerspiegel beanspruchst. Schaue dir einfach die Lebensmittel an, die ich dir bereits genannt habe und nimm sie mit in deinen Speiseplan auf. Du wirst sehen, dass du dich innerhalb kurzer Zeit fitter und gesünder fühlen wirst!

Wasser

Es ist eine bekannte Tatsache, dass unser Körper zu über 70 Prozent aus Wasser besteht. Neben Wasser besteht er hauptsächlich auch aus Aminosäuren (für die Bildung von Proteinen) und Fetten. Damit der Wasserhaushalt nicht aus dem Gleichgewicht gerät, müssen wir unserem Körper so viel Wasser wie möglich jeden Tag zuführen. Das fällt dem einen oder anderen nicht immer leicht und so kommt es schnell zu einer Unterversorgung.

Besonders ältere Menschen und Personen mit einem stressigen Alltag vergessen das Trinken von Wasser. Dabei sollten mindestens 1,5 Liter täglich zu sich genommen werden. Doch was passiert, wenn der Körper zu wenig Wasser bekommt? Zunächst einmal kannst du an deinem Urin feststellen, ob du dehydriert bist oder nicht. Geht die Farbe deines Urins stark ins Gelbliche, leidest du an einer Unterversorgung. Zudem bedeutet dies, dass die Anzahl der Schadstoffe in deinem Körper ziemlich hoch ist. Ist dein Urin dahingegen klar, trinkst du ausreichend Wasser.

Wenn du zu wenig Wasser trinkst, werden die Schadstoffe nicht abtransportiert, die deinen Stoffwechsel negativ beeinflussen können. Auch wenn du denkst, dass du ja durch Softdrinks und Kaffee viel Flüssigkeit zu dir nimmst, kannst du dies mit Wasser keinesfalls gleichsetzen! Softdrinks beinhalten sehr viel Zucker und sind damit nichts weiter als Kalorienbomben. Wenn du also wirklich abnehmen willst, solltest du deinen Zuckerkonsum einschränken.

Wasser bringt noch einen Vorteil mit sich. Denn es steigert deine Energiebilanz um ganze 10%! Damit beschleunigst du auch deinen Stoffwechsel. Doch auch deine Gehirntätigkeiten und andere Vorgänge in deinem Körper werden dir für die hohe Wasseraufnahme danken.

Es gibt viele Ausreden, warum man kein Wasser trinkt, wenn man darauf angesprochen wird. Doch genauso gut gibt es viele Gründe, die dafür sprechen, ausreichend Wasser zu trinken. Besonders Schule, Uni und Arbeitsplatz bieten optimale Möglichkeiten an, regelmäßig Wasser zu trinken. Durch den Stress jedoch wird dies oft vergessen. Wenn auch du dazugehört, möchte ich dir jetzt ein paar Tipps mit auf den Weg geben, mit denen du deinen persönlichen Wassertank auffüllen kannst.

Tipp 1: Lass dich erinnern

Richte dir in deinem Handy einen Reminder ein oder nutze eine App. Es gibt mittlerweile gute Apps, die auf das Wassertrinken ausgerichtet sind. Sie erinnern dich in bestimmten Abständen daran, ein Glas zu trinken. Praktisch ist es, dass du am Ende des Tages genau weißt, wie viel du getrunken hast.

Tipp 2: Trinke in regelmäßigen Abständen

Trinke vor dem Frühstück, Mittagessen und Abendessen jeweils einen halben Liter Wasser. Auf diese Weise wirst du ganze 100 kcal am Tag verlieren – ganz ohne etwas weiter zu tun. Das gleiche gilt natürlich auch für die Zeit zwischen Abendessen und dem Schlafengehen. Wenn du dich daran hältst, hast du am Ende des Tages deine zwei Liter Wasseraufnahme erreicht! Auch wenn du keinen Durst haben solltest, solltest du Wasser zu dir nehmen.

Tipp 3: Trinke vor dem Training

Wer schwitzt, verliert Wasser. Sportler müssen daher darauf achten, dass sie ihren Wasserhaushalt ausbalancieren. Damit du keinen Flüssigkeitsverlust riskierst, solltest du nicht erst nach dem Training Wasser zu dir nehmen. Schon vor dem Training kannst du mit ein bis zwei Gläsern Wasser deinen Wasserhaushalt aufpushen. Mach es schlau und sorge vor!

Tipp 4: Trinke nach dem Training

Nicht nur während des Trainings ist es wichtig, genügend zu trinken. Auch nach dem Workout solltest du deinem Körper genügend Flüssigkeit zuführen. Als Alternative werden hier auch gerne isotonische Getränke oder verdünnte Apfelschorlen genommen. Wasser solltest du nebenher allerdings immer trinken – es ist quasi unersetzbar!

Tipp 5: Bevorzuge warmes Wasser

Im Sommer löschen wir unseren Durst gerne mit eiskaltem Wasser. Dass das für unseren Stoffwechsel keine gute Idee ist, weiß kaum jemand. Denn damit dein Körper das Wasser schnell aufnehmen kann, ist Wasser mit einer Temperatur von 15 Grad Celsius zu bevorzugen. Das führt auch dazu, dass du schneller abnimmst.

3 Hormonaktivierung

„Schlechte Gewohnheiten sind wie ein bequemes Bett. Es ist leicht, dich hinzulegen und schwer, wieder aufzustehen."

\- Unbekannt

Damit unser Stoffwechsel ordentlich funktionieren kann, spielen einige Faktoren eine wichtige Rolle. Besonders in unserem Körper müssen die Vorgänge stimmen. Damit die Prozesse richtig ablaufen, darf es an Makro- und Mikronährstoffen nicht fehlen. Doch auch Enzyme und Hormone spielen eine entscheidende Rolle, wenn es um den Stoffwechsel und die Verdauung geht. Insbesondere Hormone sind hier besonders wichtig. Sie verteilen sich durch den Blutkreislauf in deinem Körper und sorgen von den verschiedenen Organen und Körperteilen aus dafür, dass lebenswichtige Funktionen wie der Stoffwechsel einwandfrei ablaufen können.

5 Tipps deinen Stoffwechsel zu beschleunigen

Tipp 1: Täglicher Spaziergang

Bewegung tut gut! Das gilt nicht nur dann, wenn du einen freien Kopf kriegen willst, sondern auch deinen Stoffwechsel beschleunigen möchtest. Schon durch einen Spaziergang von 30 Minuten lässt sich viel Alltagsstress auflösen. Beim Spazierengehen können wir mit Freunden sprechen, die Natur genießen und Musik oder einem Hörbuch zuhören.

Durch einen Spaziergang wirst du Kalorien los und tust deiner Gesundheit etwas Gutes. Schon ein kleiner Spaziergang lohnt sich, wenn du Kalorien verbrennen möchtest. Indem wir den Stress auflösen, wird unser Körper wieder besser arbeiten können und die Fettverbrennung wird angekurbelt. Auch wenn sich ein Spaziergang für dich nicht nach einer großen Anstrengung anfühlt, bewirkt er viel!

Der tägliche Spaziergang steht dabei auch für eine Art Metapher. Nimm die Treppen, gehe den längeren Weg etc. Bewegung liegt in der Natur des Menschen und wir sollten wieder mehr gehen!

Tipp 2: Muskeln aufbauen

Je mehr Muskeln du aufbaust, umso mehr treibst du deinen Stoffwechsel an. Du verbrennst dadurch also gleichzeitig mehr Fett. Deine Muskelzellen brauchen nämlich viel Energie, um aufgebaut und erhalten zu werden. Wenn du dich jetzt fragst, wie du das schaffst, kann ich dir sagen, dass es ziemlich einfach ist. Du brauchst einfach nur neue Muskelmasse. Doch wie schaffst du das?

Dadurch, dass du deinem Körper mehr Eiweiß und weniger Kohlenhydrate zuführst, sorgst du schon dafür, dass deine Muskeln mit viel Baustoffen (Eiweiß) versorgt werden. All deine Muskeln, im Rücken, Bauch, Oberschenkeln und Armen, werden mit Proteinen versorgt und bauen somit neue Muskeln auf. Was deinen Grundumsatz angeht, wirst du diesen um 50 Kalorien erhöhen, wenn du 500 Gramm neue Muskelmasse gewinnst. Wenn du also 1kg Muskelmasse zu dir nimmst, wird dein Körper von ganz alleine 100 Kalorien mehr am Tag verbrennen.

Natürlich entstehen Muskeln nicht nur durch die richtige Ernährung. Dies ist lediglich die Basis. Was nicht fehlen darf, ist das Training deiner Muskeln. Mit dem richtigen Trainingsprogramm und einer gesunden Ernährung kannst du innerhalb der ersten Wochen die Erfolge im Spiegel sehen.

Tipp 3: Mehr Schlaf

Wer seinem Stoffwechsel eine gute Basis geben möchte, sollte ausreichend schlafen. Durch zu wenig Schlaf kommt es zu Störungen unseres Hormonhaushaltes. Doch nicht nur das. Wir sind nicht mehr so produktiv und kreativ, wenn wir kaum geschlafen haben. Damit dein Körper und besonders der Kopf ausgeruht arbeiten kann, solltest du ihm genügend Erholung bieten. Ein Schlafdefizit hat sogar ähnliche Auswirkungen auf unser Gehirn als seien wir betrunken.

Dabei fällt es den meisten aufgrund des chronischen Schlafmangels gar nicht mehr auf, dass sie völlig übernächtigt sind.

Mangelnder Schlaf führt außerdem zu Essstörungen, die uns mehr zuckerhaltige Lebensmittel konsumieren lassen. So steigt bei mangelndem Schlaf bei den Männern das appetitfördernde Hormon Ghrelin, was uns dazu veranlasst mehr zu essen. Bei Frauen ist es ähnlich, wenn auch anders. Bei den Frauen vermindert fehlender Schlaf die Produktion des appetitzügelnden Hormons GLP-1, was zur Folge hat, dass auch hier mehr gegessen wird. Wie man es also dreht, weniger Schlaf führt zu mehr Essen.

Idealerweise solltest du jede Nacht zwischen 7 bis 9 Stunden schlafen.

Tipp 4: Grünen Tee trinken

Wie du ja bereits weißt, ist es mehr als wichtig, dass du genug Wasser trinkst. Neben Wasser kannst du aber noch ein leckeres Getränk genießen – grünen Tee. Du bringst durch den grünen Tee deinen Stoffwechsel in Schwung, ohne dass du dich großartig bewegen musst. Das liegt vor allem an den Bitterstoffen, die in dem Tee enthalten sind. Die Wärmeabgabe deines Körpers wird gefördert und du verbrennst automatisch mehr Kalorien. Außerdem enthält grüner Tee Koffein, der ebenfalls dazu beiträgt, dass du Fett abbaust.

Mit schon einer Tasse grünem Tee kannst du zudem deine Verdauung positiv beeinflussen. Die Nährstoffe aus dem Essen werden besser aufgenommen und verwertet. Das hat wiederum einen positiven Einfluss auf unseren Stoffwechsel und die Fettverbrennung. Indem du jeden Tag bis zu sechs Tassen trinkst, kannst du von den positiven Eigenschaften von grünem Tee dein Nutzen ziehen. Wichtig ist hierbei, dass du auf Bio-Qualität achtest. Denn dadurch wirst du erst recht die positiven Eigenschaften dir zunutze machen können. Auch wenn Bio-Tee einen Euro mehr kostet, solltest du diesen in deine Gesundheit investieren!

Tipp 5: Stress reduzieren

Je mehr Stress du hast, desto mehr leidet dein Stoffwechsel darunter. Besonders der Fettabbau gerät ins Stocken. Der Grund dafür ist Cortisol. Es handelt sich hierbei um ein Stresshormon, das in Stressmomenten ausgelöst wird. Sowohl physischer als auch psychischer Stress kann dies begünstigen. Durch die Abgabe von Cortisol wird die Insulinausschüttung angeregt. Was dies zur Folge hat, kannst du dir jetzt bestimmt denken. Der Blutzuckerspiegel steigt, Insulin will diesen wieder senken und der Fettabbau wird gehemmt. Es kann sogar soweit kommen, dass du mehr Fett zu dir nimmst, weil wir besonders in stressigen Situationen zu fragwürdigen Essgewohnheiten neigen.

Um ein stressfreies Leben zu führen, musst du umdenken. Anstatt dich auf deine Probleme zu konzentrieren, fokussiere dich auf das, was dir Freude macht. Werde dir bewusst darüber, was dir im Leben Freude bereitet und suche nicht nach Möglichkeiten, den Stress aus deinem Leben zu verbannen. Hier verlieren wir viel zu oft den Kampf. Die Energie kannst du viel besser dazu aufwenden, dich mit Dingen zu beschäftigen, die dir Spaß machen.

Stoffwechselbooster

Damit dein Stoffwechsel so richtig an Fahrt aufnimmt, kannst du ihn aufpeppen. Dies passiert natürlich schon, wenn du dich an meine fünf Tipps hältst. Damit du aus deinem Körper aber alles herausholen kannst, möchte ich dir gerne kurz erklären, wie die Prozesse funktionieren. So kannst du das Beste aus deinem Stoffwechsel machen. Es wird nun etwas chemisch, aber ich werde versuchen, dir die Vorgänge so praktisch wie möglich zu machen.

Was du vorab wissen solltest, sind ein paar Fakten. Vielleicht bist auch du immer noch der Auffassung, dass du selbst keinen Einfluss auf dein Körpergewicht hast. Viel zu oft schieben wir die Schuld auf Stress, unsere Gene oder andere Lebensumstände. Dass allein du die Verantwortung für dein Körpergewicht trägst, ist den meisten nicht bekannt.

Dabei wird von deinem Körper alles verwertet, was du zu dir nimmst, – sei es Pommes, Cola oder ein Teller Gemüse. Dein Körper nimmt sich aus der Nahrung die Baustoffe für Knochen, Zellen und weitere Prozesse für den Erhalt deines Körpers.

Damit dein Stoffwechsel ordentlich funktioniert, braucht er Hormone und Enzyme. Aber das hatte ich schon erwähnt. Sie arbeiten quasi als Booster für deinen Stoffwechsel und steuern die Vorgänge. Ein wichtiger Faktor ist hierbei nun das Gehirn. Denn in deinem Körper sitzen verschiedene Sensoren, die den aktuellen Stand an dein Gehirn weitergeben. Brauchst du mehr Energie oder hast du zu viel zu dir geführt? Je nach Status schüttet dein Gehirn sodann die entsprechenden Enzyme und Hormone aus. Mit diesem Wissen möchte ich dir nun den Vorgang von AMPK vorstellen.

AMPK + geeignete Sportarten

Die Adenosinmonophosphat-aktivierte Proteinkinase (AMPK) klingt schlimmer als es ist. Es handelt sich hierbei um einen Prozess in deinem Körper, der die Nahrungsaufnahme und dein Körpergewicht reguliert. Du kannst dir sicher vorstellen, dass dies für die Fettverbrennung und deinen Stoffwechsel eine große Auswirkung hat. Sobald du die Kontrolle über deine Energieverwertung und die Fettverbrennung hast, hast du die Kontrolle über deinen Stoffwechsel und du wirst im Nu deine überschüssigen Pfunde los. So einfach ist die Sache. Mit AMPK hast du in der Hand, ob du Fett verbrennst oder zunimmst und ob du satt oder hungrig bist.

Die AMPK steuert also deine Stoffwechselprozesse. Sobald die AMPK aktiviert wurde, oxidiert eine höhere Anzahl von Fettsäuren. Das bedeutet nichts anderes, als dass deine Fettverbrennung angekurbelt wird. Die AMPK sitzt im Hypothalamus und wirkt als ein Enzym, das deinen Glukose- und Lipidstoffwechsel beeinflusst. In der AMPK sitzen viele Informationen aus den Organen und auch dein Energiehaushalt wird hier gemessen und gesteuert.

Sobald AMPK aktiviert wird, wird Fett verbrannt. Gleichzeitig verhindern wir, dass Fett gespeichert wird. Doch wie kannst du deine AMPK-Aktivierung steuern? Ich verrate dir den simplen Trick! Denn du brauchst nichts weiter als deine Muskeln zu trainieren. Damit dein AMPK aktiviert bleibt, musst du regelmäßig den richtigen Sport treiben. Deine Fettverbrennung wird somit auch angekurbelt, wenn du dich ausruhst. Doch es geht noch einfacher. Denn es gibt Sportarten, die du ab und zu betreiben kannst, um deinen AMPK zu aktivieren. Besonders Laufen und Radfahren zählen zu den Sportarten, mit denen du deine AMPK auf ein hohes Level bewegen kannst. Doch auch Handball, Inlineskating, Boxen, Klettern, Schwimmen und Rudern zählen zu den Sportarten, mit denen du eine AMPK-Aktivierung schnell bewirken kannst.

Du musst allerdings nicht immer Sport machen, um deine AMPK zu aktivieren. Enzyme und Hormone können die gleiche Wirkung wie Sport auf deine AMPK haben. Die Hormone möchte ich dir jetzt genauer vorstellen. Sie bewirken, dass unser Stoffwechsel angeregt und Fett verbrannt wird.

Hier eine Liste an Sportarten, die besonders gut sind! Je höher der MET-Wert, desto mehr wird die AMPK aktiviert.

Die besten Sportarten zur AMPK-Aktivierung:

- Step-Aerobic Training (MET: 10)
- Aqua-Fitness, Wasserjogging (MET: 8)
- Bergwandern inkl. 10 Kg Gepäck (MET: 9)
- Boxen (MET: 12)
- Fußball (MET: 10)
- Handball (MET: 12)
- Inline-Skating (MET: 12)
- Joggen (MET: 7)
- Sprinttraining (MET: 18)
- Karate (MET: 10)
- Radfahren über 32 km/h (MET: 16)
- Rudern mit hoher Intensität (MET: 12)
- Schwimmen, kraulend (MET: 11)
- Seilspringen, schnell (MET: 12)
- Squash (MET: 12)

Leptin

Für die Aktivierung von AMPK sind Hormone und Enzyme verantwortlich. Das habe ich dir bereits verraten. Eines der Hormone, das hier starken Einfluss nimmt, ist Leptin. Du kannst deinen Leptinhaushalt selbst steuern und bestimmen, wie viel Leptin du aufnimmst. Hier spielt natürlich dein Lebensstil eine wichtige Rolle, doch noch wichtiger ist deine Ernährung.

Leptin ist einer der wichtigsten Hormone in unserem Körper überhaupt – insbesondere für den Fettabbau. Leptin ist eine echte Essensbremse, in dem es Heißhungerattacken unterbindet und auch darüber entscheidet, ob der Körper Fett einlagern oder es verbrennen und zur Energienutzung heranziehen soll. Es schützt uns vor Alterskrankheiten und unterstützt uns bei unserer Langlebigkeit. Je mehr Leptin unser Körper produziert, desto besser und gesünder ist es für uns.

Indem du damit beginnst zu schauen, was du täglich isst, nimmst du einen großen Einfluss auf deinen Stoffwechsel. Achte darauf, dass du nur wenig Fruktose (z.B. aus Müsliriegeln, Honig) zu dir nimmst. Außerdem solltest du Kohlenhydrate kritischer betrachten. Aber das hatte ich dir ja schon erklärt. Leere und schlechte Kohlenhydrate bringen deinen Leptinhaushalt aus dem Gleichgewicht. Wenn du raffinierten weißen Zucker zu dir nimmst, steigen deine Insulinwerte und die Leptinproduktion wird heruntergefahren.

Es ist also wichtig, dass du dich richtig ernährst. Streiche Süßigkeiten, Snacks und Softdrinks von deinem Speiseplan und ersetze sie durch Gemüse, Fisch und Fleisch. Das Fett und der Zucker in abgepackten Produkten beeinflusst also nicht nur unseren Insulinspiegel, sondern hat auch Auswirkungen auf die Leptinproduktion.

Es gibt 9 Regeln, anhand derer du deinen Leptinspiegel erhöhen kannst. Diese möchte ich dir nun erläutern.

1. Iss weniger Fruktose

Laut wissenschaftlichen Studien führt Fruktose dazu, dass sie deine Rezeptoren an der Leptinaufnahme hindern. Das bedeutet nichts anderes, als dass es in deinem Körper so viel Leptin wie nur möglich geben kann, es jedoch nicht aufgenommen wird. Das Leptin bringt dir in diesem Fall also rein gar nichts. Damit dein Körper also ausreichend Leptin verwerten kann, solltest du Fruktose so gut wie möglich meiden.

Dass du nun nicht komplett auf Obst verzichten sollst, ist dir hoffentlich klar. Wie gesagt geht es darum, dass du weniger Fruktose zu dir nimmst. Neben Obst sind aber auch andere Lebensmittel mit Fruktose angereichert. Besonders Maissirup zählt zu einer der gefährlichsten Quellen aufgrund seines hohen Fruktoseanteils!

In diesen Lebensmitteln findest du Fruktose:

- Obst und Obstsäfte
- Honig und Ahornsirup
- Kekse, Süßigkeiten und Softgetränke
- Trockenfrüchte (Rosinen, Datteln, Feigen)
- Müsliriegel

2. Vermeide einfache Kohlenhydrate

Ich hatte dir bereits im Kapitel zu den Kohlenhydraten gesagt, dass du auf die Kohlenhydrate ein besonderes Auge haben solltest. Wie du weißt, meine ich damit insbesondere die einfachen Kohlenhydrate wie weißer Zucker. Sie treiben nicht nur deinen Blutzucker wie geschwind in die Höhe, sondern beeinträchtigen auch die Leptinproduktion deines Körpers.
In den folgenden Lebensmitteln findest du einfache Kohlenhydrate:

- Weißes Brot
- Toastbrot
- Schokolade
- Süßigkeiten

3. Reduziere deine Kalorien langsam

Wer von heute auf morgen nur noch die Hälfte isst, wird weder glücklich noch schlank. Das Geheimrezept ist es nämlich, langsam deine Kalorien zu reduzieren. Es bringt nichts, wenn du hier etwas überstürzt! Dein Energiebedarf wird nur soweit nach unten gebracht, sodass dein Leistungsumsatz abnimmt. Dein Grundumsatz muss zu jederzeit gedeckt sein. Wenn du dich mit deinen Kalorien zwischen Grundumsatz und Gesamtumsatz (du erinnerst dich: Grundumsatz + Leistungsumsatz) befindest, wirst du automatisch abnehmen.

4. Finger weg von JOJO-Diäten

Eine Diät nach der anderen schießt aus dem Boden. So schnell wie diese entstehen, ist meist auch das Gewicht im Anschluss wieder auf den Hüften. Denn kaum hat man die Diät abgeschlossen, verlangt der Körper wieder nach einem gewissen Ausgleich. Problematisch ist hier oftmals, dass die Diäten nach einem strikten Plan ablaufen. Dieser Plan gilt jedoch nur für einen bestimmten Zeitraum.

Nach Ablauf des Plans und somit der eigentlichen Diät fallen viele Diät-Teilnehmer in ein schwarzes Loch. Es wird wieder nach Fast Food und Süßigkeiten gegriffen. Dieses führt zu einem erhöhten Insulinausstoß und einer Senkung der Leptinausschüttung. Das vorhandene Leptin wird zudem nicht vom Körper weiterverarbeitet.

5. Mehr Proteine im Frühstück

Proteine führen zu einem Anstieg deiner Leptinwerte. Mit einem proteinreichen Frühstück bringst du das Leptin in deinem Körper somit schon in Fahrt! Das sorgt dafür, dass dein Körper den ganzen Tag voller Energie steckt und du dich zudem länger satt fühlst. Weniger solltest du abgepackte Cerealien essen, die nur voller Zucker stecken und deine Rezeptoren zum Leptin verkleben.

6. Verzehre mehr Fisch

Im Fisch stecken wertvolle Fettsäuren, die zu unserer Gesundheit beitragen. Eines davon ist die Omega-3 Fettsäure. Doch was hat sie mit der Leptinverarbeitung zu tun? Die Omega-3 Fettsäure sorgt dafür, dass dein Körper für das Leptin sensibilisiert wird. Das bedeutet nichts anderes, als dass dein Körper mit der Aufnahme von diesem gesunden Fett mehr Leptin verarbeiten kann.

In diesen Lebensmitteln sind Omega-3 Fettsäuren enthalten:

- Chiasamen
- Lachs
- Makrelen
- Hering
- Thunfisch
- Meeresfrüchte

7. Ernähre dich von einer Menge Blattgemüse und anderen Pflanzen

Die Nährstoffdichte von Obst und Gemüse ist besonders hoch. Das haben wir bereits gelernt. Daher sollten besonders grünes Blattgemüse und andere Pflanzenarten nicht auf deinem Teller fehlen. Doch es sind nicht nur die vielen guten Nährstoffe, die das Blattgemüse ausmachen. Besonders von Vorteil ist, dass sie nur wenige Kalorien enthalten. Du kannst also so viel wie möglich von ihnen essen, ohne dass du an Gewicht zulegst.

Die Nährstoffe in Gemüse unterstützen die Leptinproduktion in deinem Körper. Das gleiche gilt auch für die Ballaststoffe, die sich in Gemüse und Früchte befinden. Du erinnerst dich: Ballaststoffe arbeiten wie kleine Schwämmchen, die die Giftstoffe aus deinem Körper leiten. Sie sorgen dafür, dass du gesund und satt bleibst. Indem du also viel Blattgemüse und anderes Gemüse isst, wirst du mit dem Leptinspiegel deine Fettverbrennung in eine positive Richtung steuern können.

In diesen Lebensmitteln sind viele Ballaststoffe enthalten:

- Brokkoli
- Mandeln
- Haferflocken
- Erbsen

- Bohnen
- Linsen

8. Nimm mehr Zink auf

Zink nimmt eine besondere Bedeutung an, wenn es um das Leptin in unserem Körper geht. Verschiedene Studien haben gezeigt, dass Personen mit einem Leptinmangel auch an einem Zinkmangel leiden. Das gilt sowohl für normalgewichtige als auch übergewichtige Menschen. Was können wir also dagegen tun? Richtig, wir nehmen mehr zinkhaltige Lebensmittel zu uns! Dadurch kannst du deinen Zinkspiegel wieder antreiben und aus Folge dessen auch deinen Leptinspiegel.

In diesen Lebensmitteln steckt viel Zink:

- Spinat
- Champignons
- Kürbis
- Bohnen
- Nüsse
- Kakao (reiner Kakao)
- Meeresfrüchte
- Rindfleisch

9. Lass Süßmittel und Snacks weg

Der letzte Tipp, den ich dir mit auf den Weg geben möchte, betrifft wieder mal die Süßmittel und Snacks. Ich kann es einfach nicht oft genug sagen, dass solche Nahrungsmittel nichts in unserem Körper zu suchen haben! Sie werfen die Vorgänge in unserem Körper aus der Bahn – das gilt auch für die Leptinwerte. Alles, was du abgepackt im Supermarkt Regal findest und mehr Inhaltsstoffe beinhaltet als du mit einer Hand abzählen kannst, solltest du nicht essen. Viele der Zutaten können wir nicht einmal aussprechen! Du kannst es ja beim nächsten Einkauf testen und die Zutaten von Chips, Tütensuppen und Weingummis laut vorlesen. Künstliche Süßungsmittel und Geschmacksverstärker tragen immer einen chemischen Namen.

Egal um welche Süßigkeit es sich handelt, enthalten sie alle viel Zucker und andere Zusatzstoffe, die nichts in deinem Körper zu suchen haben. Wenn du naschen willst, dann greife zu Obst und Nüssen. Diese stillen deinen Hunger genauso gut.

Alpha-Liponsäure

Neben der AMPK-Aktivierung und dem Leptinspiegel spielt auch die Alpha-Liponsäure (ALA) eine wichtige Rolle, wenn es um unseren Stoffwechsel geht. Hierbei handelt es sich um ein Coenzym, das die Fettverbrennung beschleunigt und verhindert, dass dein Körper überschüssiges Fett speichert. Das Gute an der ALA ist, dass es sowohl mit der Nahrung aufgenommen als auch vom Körper selbst produziert werden kann. Dank der ALA wird dein Fett quasi von ganz alleine verbrannt, ohne dass neues Fett entsteht.

Das Coenzym wirkt auf die Körperzellen zudem wie ein Antioxidant. Besonders in Lebensmitteln wie Fleisch finden wir diesen Wirkstoff. ALA wirkt also gegen freie Radikale, bewirkt jedoch auch, dass Vitamin C und Vitamin E regeneriert werden. Besonders wenn du viel Sport machst, empfiehlt sich die Aufnahme von ALA, die du auch als Supplement zu dir nehmen kannst. Doch dazu gleich mehr.

Denn erst noch möchte ich dir sagen, dass es egal ist, welches Körpergewicht du besitzt. Auch wenn du an Übergewicht leidest, hast du die Möglichkeit, mit ALA abzunehmen. Allgemein gilt, dass du die Möglichkeiten, dein Körpergewicht zu kontrollieren, in zwei Gruppen differenzieren kannst. Entweder wird deine Nahrungsaufnahme (Sättigungsgefühl) oder dein Energieverbrauch (Fettverbrennung) beeinflusst. Mit ALA erreichst du, dass beides gleichzeitig abläuft. Du aktivierst die Fettverbrennung und sorgst gleichzeitig dafür, dass du satt bist. Besser geht es also gar nicht mehr!

Der Grund der guten Fettverbrennung ist, dass die ALA die AMPK im Hypothalamaus mindert und trotzdem in deiner Muskulatur aktiviert wird. Das führt dazu, dass du effektiv Fett verbrennst und dennoch ein volles Sättigungsgefühl hast, das lange anhält. Besonders wenn du dich dazu entscheidest, deine Nahrungsaufnahme zu reduzieren und den Energieverbrauch zu steigern, wirst du den Kampf gegen dein Übergewicht garantiert gewinnen!

Du kannst ALA auf zwei Weisen zu dir nehmen:

1. Lebensmittel mit einem hohen ALA Gehalt

Es gibt bestimmte Lebensmittel, die deinen ALA Spiegel in die Höhe schnellen lassen. Dazu gehören unter anderem Spinat, Broccoli und Tomaten. Aber auch Erbsen und Rosenkohl beeinflussen deinen ALA Haushalt. In diesen Lebensmitteln kommt die Alpha-Liponsäure als sogenanntes Lipoyl-Lysin vor, das an Lysin gebunden ist. Neben den pflanzlichen Lebensmitteln kannst du deinen ALA Spiegel auch mit tierischen Produkten wie Niere, Herz oder Leber erhöhen.

2. ALA als Nahrungsergänzungsmittel

Wer keine Zeit zum Kochen hat oder für eine bestimmte Zeit auf Reise ist, kann den ALA Spiegel auch mit Nahrungsergänzungsmitteln hochpushen. Diese gibt es meist in Tablettenform, die du in der Apotheke oder im Internet finden kannst. Zur Aufnahme von ALA sei gesagt, dass du diese verbesserst, indem du die Tablette entweder 30 Minuten vor dem Essen oder zwei Stunden nach dem Essen einnimmst. An dieser Stelle gibt es einen Tipp von mir: Nimm noch zusätzlich Vitamin E auf und du steigerst die Wirkung von ALA in deinem Körper.

Sicher kannst du dir denken, dass es nicht nur eine Tablettenform von ALA gibt. In der Regel wird hier zwischen der R-Alpha Liponsäure und der S-Alpha Liponsäure unterschieden. Nur die R-Alpha Liponsäure bringt auch gesundheitsfördernde Wirkungen mit sich. Sie ist eine natürliche und körpereigene Form der ALA. Die S-Alpha Liponsäure ist dahingegen eher beschwerend für deinen Körper, da sie synthetisch hergestellt wird. Daher solltest du beim

Kauf genau darauf achten, um welchen Typen von ALA es sich handelt und dich nicht von günstigen Angeboten locken lassen.

Q-10

Das Coenzym Q-10 darf bei einem gut laufenden Stoffwechsel auf keinen Fall fehlen. Denn es kümmert sich direkt um die Energieumwandlung. Das bedeutet, dass die Produktion von Wärme durch Q-10 ansteigt. Du verbrauchst am Ende mehr Energie und das führt automatisch zu einem Gewichtsverlust. Das Coenzym ist also dafür verantwortlich, dass mehr Energie abgegeben und nur wenig davon gespeichert wird.

Wenn du also zu denjenigen gehören willst, die mehr Energie in Form von Wärme verlieren möchten, kannst du Q-10 zu dir nehmen. Lebensmittel, in denen viel Q-10 enthalten ist, können tierische und pflanzliche Quellen sein. Mit den richtigen Lebensmitteln kannst du so deinen Q-10 Spiegel und deine gesamte Stoffwechselaktivität steigen. Doch was genau passiert in unserem Körper bei der Aufnahme von Q-10?

Bei der Aufnahme von Nahrung speichert dein Körper die aufgenommene Energie entweder chemisch als ATP (Adenosintriphosphat) ab oder setzt die Energie direkt in Wärme um. Etwa 40% werden bei Normalgewichtigen als ATP gespeichert, der Rest wird als Wärme freigesetzt. Jetzt stell dir mal vor, du könntest dieses Verhältnis beeinflussen, sodass du noch mehr Energie in Form von Wärme abgibst. Alle überschüssige Energie würde aus deinem Körper hinausgeleitet werden!

Mit der Aufnahme von Q-10 und einer Steigerung des Q-10 Spiegels kannst du gezielt dafür sorgen, dass dein Energieverbrauch sich ändert. Das Coenzym gibt dir die Möglichkeit, mehr Energie in Wärme umzuwandeln und weniger abzuspeichern. Damit erreichst du einen erhöhten Energieverbrauch und senkst automatisch dein Körpergewicht. Doch es geht noch weiter! Denn je mehr Körperfettmasse du verlierst, umso mehr Fettsäuren werden freigesetzt und somit wird wiederum die Thermogenese

(Umwandlung von Energie in Wärme) gesteigert. Alles, was du brauchst, ist eine hohe Menge an Q-10.

Diese Lebensmittel zählen zu den besten Q-10 Quellen:

- Schweineherz
- Muskelfleisch
- Fisch
- Tomate
- Kartoffel
- Blumenkohl
- Brokkoli
- Obst
- Milchprodukte
- Eier

4 Fatburner

„Einen von zwei Schmerzen müssen wir ertragen. Den Schmerz der Disziplin oder den der Reue. Der Unterschied: Die Disziplin wiegt Gramm, Reue wiegt Tonnen."

-Jim Rohn

Du kannst auf verschiedene Art und Weise dein Fett verlieren. Entweder wartest du jahrelang und es passiert nichts oder du nimmst die Beine in die Hand. Eigentlich musst du gar nicht viel tun, sondern einfach nur die richtigen Schritte zur richtigen Zeit machen. Die richtige Zeit ist heute! Warte also nicht länger, sondern lass dir von mir erklären, was du mit den richtigen Fatburnern bewirken kannst.

Die sogenannten Fatburner lassen sich in verschiedene Aspekte unterscheiden. Sie sehen nicht nur in ihren Inhaltsstoffen anders aus, sondern wirken auf unseren Körper auch unterschiedlich. Es handelt sich hierbei übrigens um Supplements zu deiner normalen

Ernährung. Dabei gibt es auf dem Markt unzählige Produkte, bei denen man schnell den Überblick verlieren kann. Nicht nur die vielen Inhaltsstoffe, sondern auch ihre unterschiedlichen Bezeichnungen können schnell verwirren. Hinzu kommt, dass die Wirkstoffe nicht immer die gleiche Wirkung haben oder gar wirkungslos sind. Woher sollst du also wissen, welcher Fatburner für dich der richtige ist? Ich möchte dir in diesem Kapitel einen kleinen Überblick verschaffen und dich mit den Fatburnern anfreunden.

Zunächst solltest du erstmal dein Ziel festlegen. Willst du Heißhungerattacken meiden oder in kurzer Zeit viel Gewicht und Fett verlieren? Je nach Ziel gibt es auch andere Inhaltsstoffe, die entsprechend wirken. Daher muss ein Fatburner nicht immer für dich sinnvoll sein. Es ist also jetzt erst einmal wichtig, dass du dein Ziel definierst.

Ich gehe jetzt einfach mal davon aus, dass dein Ziel es ist, Fett zu verlieren. In diesem Fall können die sogenannten thermogenen Fatburner dir behilflich sein. Denn sie sorgen dafür, dass deine Thermogenese erhöht wird. Bei der Thermogenese handelt es sich um die Wärmebildung durch unseren Stoffwechsel. Wie ich dir ja schon im vorherigen Kapitel erläutert habe, braucht unser Körper Energie, um ordentlich zu funktionieren. In der Thermogenese wird Wärme abgegeben, die aus überschüssiger Energie entsteht. Dein Stoffwechsel nimmt dadurch an Fahrt auf und kann so viel Fett abbauen wie möglich.

Die thermogenen Fatburner setzen genau bei deinem Stoffwechsel an und verbrennen deine Kalorien. Und je mehr Kalorien verbrannt werden, umso mehr Wärme wird produziert. Achte daher auf thermogene Inhaltsstoffe, um deinen Kalorienverbrauch zu steigern.

Wirkstoffe von einem effektiven Fatburner

Zu den thermogenen Wirkstoffen zählen solche, die die Wärmebildung in deinem Körper ansteigen lässt. Dazu gehören unter anderem Koffein Anhydrous, Koffein aus grünem Tee sowie Guarana. Kommen wir erst einmal zu dem thermogenen Wirkstoff Koffein, das auch als „Methylxanthine“ deklariert werden kann. Mit dieser Bezeichnung ist nichts weiter als Koffein gemeint. Durch die Aufnahme von Koffein verbrennt dein Körper Kalorien und Fett. Zudem wirst du weniger Hunger verspüren und du wirst bei besserer Laune sein. Daher wird Koffein in Form von Kaffee besonders gern morgens oder am Nachmittag zu sich genommen. Was aber nur wenige wissen, ist die Tatsache, dass sich Koffein auch auf deine Muskelkraft beim Training positiv auswirkt.

Neben dem Koffein Anhydrous hilft auch der Koffein aus grünem Tee, Kalorien und Fett zu verbrennen. Es hat wie ersteres ähnliche Wirkungen auf den Körper und dein Training. Neben dem Koffein kommt als zusätzlicher Wirkstoff Synephrin ins Spiel. Dieser Stoff ist rein pflanzlich und kommt unter anderem in der Bitterorange vor. Chemisch gesehen kommt dieser Wirkstoff dem Adrenalin sehr nahe. Du wirst also Fatburner mit einem gewissen Anteil von Bitterorangenextrakt finden. Das ist ein gutes Zeichen und bringt deinen Stoffwechsel in Schwung, wenn du abnehmen willst.

Wer hätte gedacht, dass auch Pfeffer im Fatburner enthalten ist? Genauer gesagt handelt es sich hierbei um einen extrahierten Stoff aus Cayenne Pfeffer, der unter dem Namen „Capsaicin“ oder „Capsicum“ bekannt ist.

Lipolytische Wirkstoffe

Wenn auch du jetzt denkst, dass ich hier nur mit Fachbegriffen um mich werfe, möchte ich dir sagen, dass es mir leid tut. Ich versuche weiterhin, dir die Materie so einfach wie möglich zu beschreiben. Das gilt auch für die lipolytischen Wirkstoffe. Sie kümmern sich darum, dass die Lipolyse gefördert wird. Das bedeutet nichts anderes, als dass durch die lipolytischen Wirkstoffe Fette aus den Fettzellen deines Körpers befreit werden. Damit steht es bereit, um in Energie umgewandelt und genutzt zu werden. Die Anzahl deiner Fettzellen wird weniger und du gelangst endlich zu deinem Traumkörper.

Du wirst feststellen, dass sich in den meisten Fatburnern Koffein befindet. Doch es gibt noch einen weiteren Wirkstoff, das Forskolin. Es handelt sich hierbei um einen Wirkstoff mit lipolythischer Funktion, der sich darum kümmert, dass sich Fette freisetzen. Auch HCA (Hydroxycitric Acid) gilt als ein Fettlöser für ein erfolgreiches Abnehmen. Besonders im Sportbereich wird dieser Wirkstoff gerne gesucht. Das HCA, das auch als Hydroxy Zitronensäure bekannt ist, wird aus dem Garcinia Combogia Baum extrahiert. Wenn du nach einem Fatburner suchst, der dir besonders beim Training zur Seite steht, bist du bei den lipolytischen Wirkstoffen auf jeden Fall richtig!

Transport der Fette

Wie kommen die Fette aus unserem Körper? Das ist sicherlich eine berechtigte Frage, die ich mir näher angeschaut habe und dir näherbringen möchte. Damit Fett freigesetzt wird, muss es verbrannt werden, um Energie zu gewinnen. Diesen Vorgang kannst du dadurch beeinflussen, indem du fettlösende Wirkstoffe mit solchen kombinierst, die Kalorien verbrauchen. Gerät dieser Kreislauf aus dem Ruder, kann es dazu führen, dass das Fett zurück in deine Fettzellen gelangt. Um dies zu umgehen, brauchst du also einen Fatburner, der deinen Kalorienverbrauch ankurbelt. Haben die lipolytischen Wirkstoffe dein Fett erstmal freigesetzt, kannst du mit einem weiteren Wirkstoff diese Fette effektiv verbrennen. Die Kombination ist also entscheidend!

Ein solcher Wirkstoff kann zum Beispiel das Carnitin sein. Dieser Wirkstoff sorgt dafür, dass der Transport freigesetzter Fette schneller vonstatten geht. Genauer gesagt, bewirkt Carnitin, dass die freigesetzten Fett in die Mitochondrien der Zellen gelangen, die das Fett als Brennstoff nutzen. Wir halten fest: Wenn du das Fett nicht nur aus deinen Fettzellen freisetzen, sondern auch verbrennen willst, brauchst du einen Fatburner mit entsprechenden Wirkstoffen.

Was die Schilddrüse mit unserem Stoffwechsel zu tun hat

Sicher hast du schon einmal gehört, dass die Schilddrüse einen großen Einfluss auf deinen Stoffwechsel hat. Die Produktion von Hormonen, die in der Schilddrüse stattfindet, lässt deinen Stoffwechsel ansteigen. Gleichzeitig steigt auch deine Kalorienverbrennung an. Jetzt kommt die gute Nachricht! Denn natürlich gibt es auch Fatburner, die die Schilddrüse stimulieren und somit positiv beeinflussen. Einer der Wirkstoffe, der diese Eigenschaft besitzt, ist das L-Tyrosin. Dieses sorgt dafür, dass du weniger Hunger hast, wach und leistungsstark bist sowie deine Stimmung aufgehellt wird.

Damit die Produktion von L-Tyrosin in deiner Schilddrüse gefördert wird, kannst du auch pflanzliche Sterole zu dir nehmen. Hierbei handelt es sich um Stoffe, die das L-Tyrosin quasi generieren. Wenn du jetzt gut aufgepasst hast, brauchst du also Wirkstoffe in deinem Fatburner, die eine thermogene und lipolytische Wirkung mit sich bringen und gleichzeitig deine Schilddrüse fördern.

Kontrolliere deinen Insulinspiegel

Wenn du deinen Insulinspiegel im Griff hast, wirst du dein Körpergewicht im Nu reduzieren können. Dabei ist es wichtig, dass dein Insulinspiegel so niedrig wie möglich ist. Denn je niedriger dein Insulinspiegel, umso höher ist der Fettverbrauch. Ich hatte dir ja bereits im Kapitel zu den Kohlenhydraten erklärt, was in unserem Körper bei der Aufnahme von Zucker passiert. Der Insulinspiegel steigt an und die Fettverbrennung wird heruntergefahren. Dass du dein Körperfett so nicht loswirst, ist dir sicherlich klar.

Damit du deinen Insulinspiegel herunterfährst, ist es natürlich wichtig, dass du weniger Kohlenhydrate, sprich Zucker, zu dir nimmst. Doch es gibt auch Wirkstoffe, die deinen Insulinspiegel senken. Dazu gehören zum Beispiel Zimtextrakt sowie das Spurenelement Chrom. Doch auch das Coenyzm Alpha Liponsäure (ALA), die ich dir ja bereits im vorherigen Kapitel erklärt hatte, gehört dazu. Suche daher einem Fatburner mit genau diesen Wirkstoffen und du wirst sehen, dass du im Handumdrehen an Fett verlierst.

Ich habe dir nun verschiedene Tipps gegeben, die du bei der Wahl nach dem richtigen Fatburner beherzigen solltest. Du wirst sehen, dass es eine große Auswahl auf dem Markt gibt. Doch du bist jetzt gut vorbereitet und weißt, was du brauchst!

5 Intermittierendes Fasten

„Jede deiner Entscheidungen führt zu einem Endergebnis."

- Zig Ziglar

Vielleicht hast du auch schon einmal vom intermittierenden Fasten gehört. Immer mehr gesundheitsbewusste Menschen, insbesondere Sportler, schwören auf diese Art von Fasten. Doch dass es sich dabei gar nicht ums Fasten dreht, sondern um was ganz anderes, wissen die meisten gar nicht. Wenn auch du bisher gedacht hast, dass es sich hier um eine Form vom Fasten handelt, werde ich dich nun eines Besseres belehren. Und auch du wirst nach dem Lesen dieses Kapitels anderen mit deinem Wissen helfen können.

Was ist intermittierendes Fasten?

Wie ich schon verraten habe, handelt es sich beim intermittierenden Fasten nicht um eine bestimmte Form vom Fasten. Es bezeichnet eine Art zu essen. Denn hier geht es darum, dass du in regelmäßigen Abständen Nahrung zu dir nimmst. Dabei unterscheiden wir zwischen der Zeit der Aufnahme von Nahrung und der Nahrungskarenz. Doch warum das Ganze? Schließlich kannst du ja auch wie gewohnt weiteressen, wirst du dir jetzt denken. Nicht ganz! Das intermittierende Fasten bringt einige Vorteile mit sich, wie zum Beispiel die Reduzierung von altersbedingten Krankheiten und ein längeres Leben. Und natürlich spielt es eine große Rolle im Hinblick auf das Abnehmen.

Je früher du mit dem intermittierenden Fasten beginnst, umso höher ist die Wahrscheinlichkeit, dass du Krankheiten vorbeugst. Schon nach den ersten Wochen wirst du die ersten positiven Anzeichen spüren. Du wirst dich lebendiger und mit mehr Energie fühlen und dich in deinem Körper wohler fühlen. Keine Sorge, die Vorteile erkläre ich dir jetzt noch einmal im Detail.

Vorteile vom intermittierenden Fasten

Die Vorteile vom intermittierenden Fasten sind unglaublich. So viel kann ich dir schon mal vorab verraten. Dass du schneller zum Fettabbau kommst, habe ich jetzt schon mal als ein Mal erwähnt. Doch das ist nicht alles, denn das intermittierende Fasten bringt noch viel mehr Vorteile mit sich. Du wirst einen besseren Schlaf haben und auch deine Gesundheit steigt enorm an. Wichtig ist, dass du verstehst, dass du diese Ernährungsform immer anwenden kannst und es sich hierbei um keine Diät handelt.

Fettabbau

Willst du schnell und nachhaltig Fett abbauen, kommt das intermittierende Fasten wie gerufen! Denn damit du überhaupt abnehmen kannst, musst du deinen Körper in ein Kaloriendefizit bringen. Das ist mehr als wichtig. Du führst deinem Körper beim IF also weniger Energie zu als er braucht. Damit bringst du ihn automatisch dazu, Fett abzunehmen. Und nicht nur das. Du aktivierst diverse Hormone, die den Fettabbau fördern (z.B. Wachstumshormone) und unterbindest Hormone, die die Fetteinlagerung begünstigen (z.B. Insulin).

Die niedrige Kalorienaufnahme bringt natürlich einen Nachteil mit sich – den lieben Hunger. Schnell kommt es zu Heißhungerattacken, die direkt gestillt werden wollen. Dass du hier jetzt nicht direkt wahllos zu irgendwelchen Nahrungsmitteln greifen solltest, versteht sich. Das Problem ist, dass sich alte Essgewohnheiten wieder bemerkbar machen. Natürlich stillst du dadurch deinen Hunger, aber die Energiebilanz gelangt wieder ins Ungleichgewicht. Das ist bei vielen Diäten der häufige Fall und der Grund dafür, dass Crash-Diäten in den meisten Fällen schiefgehen.

Da es sich beim intermittierenden Fasten wirklich nur um ein Kurzzeitfasten handelt, musst du deinen Hunger bzw. Appetit nur für kurze Zeit ignorieren. Dass du nach dem intermittierenden Fasten nicht wieder direkt zu Fast Food und Co. greifen solltest, ist dir aber vermutlich klar.

Weniger Hunger

Wenn du dich manchmal wunderst, warum du auch ohne Essen satt bist, hast du mit den Schlafhormonen nun den ersten Grund dafür gefunden. Ein weiterer Grund dafür ist ein anderes Hormon – das Insulin. Sobald du erstmal verstanden hast, wie der Körper funktioniert, wirst du verstehen, warum du keinen industriellen Zucker mehr zu dir nehmen solltest und was es mit der Ernährung generell auf sich hat.

Das Hormon Insulin wird in unserer Bauchspeicheldrüse produziert. Es sorgt dafür, dass dein Blutzuckerspiegel gesenkt wird und deine Körperzellen mehr Glukose aus dem Blut aufnehmen. Je mehr Zucker du allerdings deinem Körper zuführst, umso höher ist dein Blutzuckerspiegel und umso mehr Insulin wird produziert. Das Problem ist dabei, dass der Körper oft zu viel Insulin ausschüttet und der Blutzuckerspiegel so hoch ist, dass der Körper damit nicht mehr zurecht kommt.

Ist der Blutzuckerspiegel außer Kontrolle geraten, wird dem Körper signalisiert, dass wir Hunger haben. Wir essen also noch mehr. Dass das für niemanden gut sein kann, ist uns allen bewusst und doch essen viele, obwohl sie schon längst satt sind. Sie essen also mehr als sie eigentlich brauchen.

Wenn du schon früh morgens deinen Tag mit einem Weißmehlbrötchen mit Marmelade oder Schokolade startest, sollte es dich nicht verwundern, wenn dein Insulinspiegel schon morgens in die Höhe schießt. Nicht nur dein Hunger wird gefördert, sondern es hat weitere Folgen für deinen Körper wie z.B. Diabetes Typ 2. Wenn du dich diesem Problem stellen möchtest, kannst du dies ganz einfach tun und einfach nichts mehr essen. Dein Blutzuckerspiegel bleibt stabil und Heißhungerattacken gehören schon bald der Vergangenheit an.

Für mich hat es sich bewährt, dass ich beim IF morgens bis 12 Uhr nichts esse und erst dann langsam mit der Kalorienzufuhr beginne. Abends kann ich dann eine ordentliche Portion essen, ohne dass ich nachts oder am nächsten Morgen Hunger verspüre. Probiere es einfach mal aus und du wirst sehen, dass sich IF für viele eignet, die gesund abnehmen wollen.

Gesundheit

Apropos gesund: Auch, wenn du nicht vorhast abzunehmen, kann das IF für dich richtig sein. Denn es ist perfekt für deine Gesundheit. Sowohl deine körperliche als auch seelische Gesundheit wird von den positiven Aspekten beeinflusst. Indem du nicht jedem Hungergefühl nachgehst, sinkt dein Insulinspiegel. Das ist gut und dein Insulinspiegel gelangt wieder in ein Gleichgewicht. Auch wenn Insulin für unseren Körper lebenswichtig ist, kann es zu Schäden führen, wenn zu viel davon in unserem Körper entsteht.

Stell dir mal vor, du sitzt auf der Arbeit und dein Chef gibt dir immer und immer mehr an Arbeit. Die Arbeit lässt für Wochen nicht nach und am Ende bist du einfach nur noch erschöpft. Es ist zu viel des Guten und du gelangst an einen Punkt, an dem du aufgibst. Das ist der Grund, warum immer mehr Menschen an Burn-Out leiden. Das gleiche gilt auch für unsere Bauchspeicheldrüse. Je mehr Insulin sie produzieren muss, umso mehr kommt sie ins Stocken und irgendwann gibt auch sie den Geist auf.

Wenn die Bauchspeicheldrüse ihren Dienst niederlegt, sprechen wir von Diabetes Typ 2. Die Krankheit, unter der in der heutigen Zeit immer mehr junge Menschen leiden, führt dazu, dass das Insulin nicht mehr vom Körper verwertet werden kann. Der Blutzuckerspiegel bleibt oben und die Erkrankten müssen ihrem Körper das Insulin durch Spritzen zuführen. Dies ist mehr als unangenehm, kann aber von jedem von uns verhindert werden.

Damit du gesund bleibst, solltest du also deinen Zuckerkonsum in den Griff bekommen.

Um das Risiko zu senken an Diabetes Typ 2 zu erkranken, lässt sich das intermittierende Fasten gut einsetzen. Deine Zellen werden wieder empfindlicher für das Insulin. Denn du gönnst deinem Körper eine Pause von der ständigen Insulinüberflutung. Cholesterinspiegel und Blutzuckerspiegel sinken und giftige Stoffe werden aus deinem Körper heraustransportiert. Du senkst somit gleichzeitig das Risiko, an Arteriosklerose oder anderen Entzündungen zu erkranken.

Weitere gesundheitliche Vorteile bietet das intermittierende Fasten im Hinblick auf unseren Darm. Dieser erhält endlich die Ruhe, nach der er sich lange gesehnt hat. Denn in der heutigen Zeit ist unser Darm ständig mit der Verdauung beschäftigt. Natürlich ist das seine Aufgabe, aber alles braucht mal seine Pause. Auch dein Darm! Erinnere dich an das Beispiel mit der Bauchspeicheldrüse und der zu vielen Arbeit. Wenn wir ständig durcharbeiten und uns keine Ruhe gönnen, kann dies harte Folgen haben. Über diese werden sich die meisten aber erst dann bewusst, wenn es zu spät ist.

Indem wir unserem Körper eine Auszeit gönnen, kann er sich reinigen. Das gilt sowohl für Darm als auch Leber und andere Organe. Nach der Pause kann der Körper umso besser mit den Nährstoffen aus der Nahrung umgehen und sie besser verwerten. Außerdem wirst du feststellen, dass du insgesamt mehr Energie hast, wenn du deinem Darm mal eine Auszeit gönnst.

Das gleiche gilt übrigens auch für das Gehirn. Denn Essen bringt auch seine psychischen Aspekte mit sich. IF kann sich positiv auf deine Selbstdisziplin auswirken und du wirst wieder eine natürliche Beziehung zum Essen entwickeln. Letztendlich wirst du wieder lernen, dass wir essen, um Energie zu haben. Wir sollten also nicht essen, weil uns langweilig ist oder wir es gewohnt sind. Wie du gerade schon erfahren hast, kann dies böse Folgen für deine Gesundheit haben. Du verlierst nicht nur den Spaß am Essen, sondern gefährdest auch deine Gesundheit, indem du eine Insulinresistenz gefährdest.

Es ist sicherlich nicht leicht, Selbstdisziplin an den Tag zu legen und dem einen fällt dies schwieriger als dem anderen. Doch wenn du dir das Ziel setzt, weniger zu essen, kannst du mithilfe vom IF besser vom großen Essensangebot wegschauen. Du wirst wieder bereit sein, eine gesunde Verbindung zum Essen herzustellen.

Wie gesagt, braucht unser Körper und insbesondere unser Gehirn Energie, um richtig funktionieren zu können. Die Energie, von der ich spreche, ist nichts anderes als Zucker. Fehlt es dem Körper an Glukose für die Zuckerproduktion, beginnt dein Körper damit, die Energie aus dem körpereigenen Fett zu gewinnen. Bei der Aufspaltung und Verbrennung von mittellangen Fettsäuren und Glycerin entstehen sogenannte Ketonen. Aus diesen wird dein Körper dann seine Energie gewinnen, wenn du ihm keinen Zucker zuführst. Du verstehst das Prinzip, richtig? Wenn du deinem Körper keinen Zucker gibst, wird er sich diesen aus deinen Fettzellen holen! Das ist doch genau das, was wir beim Abnehmen bezwecken wollen. Wenn sich der Körper an unsere Fettreserven zu schaffen macht, purzeln nicht nur die Pfunde. Denn unsere Konzentration steigt und wir laufen zur Höchstform auf. Der Körper will vorankommen und bereitet sich darauf vor, an Nahrung zu kommen. Das bringt ihn dazu, produktiver und kreativer zu sein.

Erhöhte Wachstumsproduktion

Neben den bereits genannten Vorteilen bietet dir das intermittierende Fasten noch einen gewaltigen Vorteil. Deine Wachstumsproduktion steigt. Was es damit genau auf sich hat, möchte ich dir nun erläutern. Auch hier sind wieder Hormone im Spiel, die auch als HGH („Human Growth Hormons“) bekannt sind. Dieses Hormon bringt außergewöhnliche Eigenschaften mit sich. Dazu zählen:

- Anti-Aging Funktion
- Fettverbrennung
- Mehr Konzentration und Kreativität
- Muskelaufbau
- Stärkung der Knochen und Gelenken
- Verjüngung der Haut

Je mehr wir von den Wachstumshormonen in unserem Körper haben, umso besser fühlen wir uns. Wir können schneller regenerieren und können leichter Muskeln aufbauen. Zudem spielen die Hormone im Hinblick auf unseren Stoffwechsel eine wichtige Rolle, denn sie sind auch als Fatburner tätig.

Durch das intermittierende Fasten wird die Menge der Wachstumshormone bei Frauen um knapp 1.300% und bei Männern um 2.000% gesteigert. Dies ist eine gute Menge und zeigt, was das intermittierende Fasten für positive Auswirkungen auf deinen Körper hat. Für die vermehrte Ausschüttung der Wachstumshormone gibt es zwei Gründe.

Der erste Grund ist das Insulin. Genauer gesagt ist es der Mangel an Insulin. Denn während des intermittierenden Fastens nehmen wir keinen Zucker zu uns und somit wird auch logischerweise kein Insulin ausgeschüttet. Ein wichtiges Detail ist zudem das Gegenspiel von Insulin und den Wachstumshormonen. Sobald Insulin in unser Blut gerät, können wir von den positiven Wirkungen der Wachstumshormone keinen Nutzen mehr ziehen. Auch wenn wir Dinge unternehmen, die die Produktion beeinflussen, wird es uns nichts nutzen. Denn das Insulin im Blut verhindert die Produktion.

Mit dem intermittierenden Fasten kannst du also die Produktion der Wachstumshormone fördern. Damit wären wir nun auch schon beim zweiten Grund, der zu einer vermehrten Ausschüttung der Hormone führt. Unserem Körper wird vorgespielt, dass er sich auf eine Zeit vorbereiten muss, in der er nichts mehr zu essen bekommt. Er wird also automatisch in den Jagdmodus versetzt. Natürlich müssen wir nicht auf Jagd gehen und können uns die Energie, die der Körper für die Jagd einsetzen möchte, auf unsere Weise einsetzen. Wir arbeiten effektiver und konzentrierter und unsere Fettverbrennung und der Muskelaufbau werden stark gefördert.

Du hast nun alle Vorteile des intermittierenden Fastens kennengelernt. Wie du gesehen hast, dreht sich also nicht alles nur um das Abnehmen, sondern um vieles mehr. Es hilft uns, einen gesunden Körper zu behalten und steigt unsere Leistungsfähigkeit. Egal wo du gerade bist, kannst du das intermittierende Fasten einsetzen. Selbst im Urlaub setze ich das intermittierende Fasten manchmal ein, wenn ich für eine gewisse Zeit nichts essen kann. Das sind in meinem Fall optimale Umstände, die ich perfekt nutzen kann.

Varianten vom intermittierenden Fasten

Das intermittierende Fasten gibt es nicht erst seit gestern und genau aus dem Grund gibt es nicht nur eine Form. Es gibt mehrere Möglichkeiten, das IF durchzuführen. Welche Form letztendlich für dich geeignet ist, musst du herausfinden. Es kann also sein, dass dir eine Form eher zusagt als die anderen. Dann solltest du bei dieser Form bleiben. Denn es bringt nichts, wenn dir die Ernährungsform keinen Spaß macht und du dich nur quälst. Ich möchte dir vier verschiedene Varianten vom intermittierenden Fasten vorstellen, damit du ein besseres Bild davon bekommst. Probiere sie nacheinander aus und schaue, welche Variante für dich am besten geeignet ist.

Variante 1: Leangains-Methode oder 16/8

Hast du noch keine Erfahrungen mit dem intermittierenden Fasten, rate ich dir, mit der Leangains-Methode zu starten. Du brauchst hier keine großen Vorbereitungen und kannst diese Variante von heute auf morgen starten. Diese Form wurde von Athlet und Fitness Experte Martin Berkhan erfunden. Ziel der Variante ist es, möglichst schnell Fett zu verlieren, ohne dass man großartig etwas dafür tun muss.

Bei der Leangains-Methode gibt es zwei Phasen, die einzuhalten sind. Die erste Phase beträgt 16 Stunden und gilt der Fastenzeit. Das bedeutet, dass du 16 Stunden lang nichts isst. Erst nach Ablauf dieser Zeit kannst du deine Nahrungsaufnahme wieder starten. Hier setzt dann die zweite Phase ein, die 8 Stunden dauert. Nach diesen 8 Stunden beginnt wieder die Fastenzeit für 16 Stunden und so weiter. Die Methode wird aus diesem Grund auch „16/8“ genannt.

Besonders an dieser Variante ist, dass sie in jeden Alltag eingebaut werden kann. Auch wenn 16 Stunden auf dem ersten Blick nach viel aussehen, gehen sie schneller vorbei als du denken kannst. Denn es kommt hier auf das richtige Timing an. So kannst du beispielsweise abends um 20 Uhr mit dem Fasten beginnen und es bis zum nächsten Mittag um 12 Uhr durchziehen. Meine Erfahrung zeigt, dass der Morgen sich perfekt für eine Fastenzeit anbietet. Doch wie gesagt, kann das bei jedem anders sein.

Der Vorteil der Leangains-Methode ist, dass du die Fastenzeit von 16 Stunden optimal in deinen Tag einbauen kannst, ohne hungrig durch den Tag zu gehen. Sobald du mit der Nahrungsaufnahme startest, solltest du natürlich dafür sorgen, dass du ausreichend Kalorien zu dir führst. Da du aber volle 8 Stunden hierfür Zeit hast, stellt dies kein Problem dar.

Dein Tag mit Leangains

Noch heute kannst du mit der Leangains-Methode starten. Hast du über den Tag verteilt gut gegessen, kannst du ab 20 Uhr eine Pause einlegen. Die letzte Mahlzeit kannst du also am besten kurz vor 20 Uhr zu dir nehmen. So kannst du satt ins Bett gehen und wirst auch noch am nächsten Tag satt aufwachen.

- ➔ Fastenzeit: 20 bis 12 Uhr
- ➔ Essenzeit: 12 bis 20 Uhr

Der Vorteil daran ist, dass dein Körper während der Schlafphase sowieso Schlafhormone aussendet und dein Hunger damit gezügelt wird. Indem du am nächsten Morgen nicht direkt nach dem gewohnten Frühstück greifst, werden Hormone (z.B. Wachstumshormone) ausgesendet, die für einen verstärkten Fettabbau sorgen.

Variante 2: Warrior-Diät

Die Warrior-Diät ist eine Form des intermittierenden Fasten für Fortgeschrittene. Die Variante wurde von Ori Hofmekler entwickelt und setzt voraus, dass du bereits Erfahrungen in Sachen Fasten hast. Die Diät erinnert ein wenig an das Verhalten der Menschen in der Steinzeit. Denn im Gegensatz zu heute mussten die Menschen damals ihr Essen jagen und konnte es erst dann verzehren. Oft dauerte es den ganzen Tag bis die Beute gefasst wurde und so konnte sie erst am Abend gegessen werden.

Während der langen Fastenzeit, mit der sich schon die Jäger in der Steinzeit abfinden mussten, schüttet unser Körper die entsprechenden Hormone aus. So wird der Jagdtrieb gefördert und wir gehen motivierter und fokussierter durch den Tag. Insgesamt handelt es sich hierbei um eine Fastenperiode von 20 Stunden. Im Anschluss folgt eine Essensperiode von 4 Stunden.

In der Essenszeit von 4 Stunden werden alle Kalorien zu dir genommen, die du benötigst. Du kannst diese Zeit als Belohnung dafür ansehen, dass du den ganzen Tag gefastet hast. Dies bringt einen erheblichen Vorteil mit sich. Denn der Darm wird sensibilisiert und das Essen kann somit besser verwertet werden.

Wenn du dich nun fragst, was passiert, wenn du die 20 Stunden Fastenzeit nicht aushältst, da dein Hunger zu stark ist, habe ich eine gute Nachricht für dich! Sollte dein Hunger unerträglich sein, kannst du kleine Snacks zu dir nehmen. Hierbei solltest du allerdings beachten, dass diese keinen Zucker enthalten, sondern auf Basis von Fett und Eiweiß bestehen (z.B. Avocado oder Nüsse). Wie du bereits weißt, würde der Zucker nur deinen Blutzuckerspiegel ansteigen lassen und Heißhungerattacken mit sich bringen. Das kannst du jedoch verhindern, indem du auf süße Snacks verzichtest.

Dein Tag mit der Warrior-Diät

Auch wenn sich 20 Stunden nach einer langen Zeit anhören, kannst du sie mit dem richtigen Timing verkürzen. Indem du gegen 19 Uhr deine letzte Mahlzeit zu dir nimmst, kannst du deine Nachtruhe optimal nutzen. Denn hier werden Schlafhormone ausgesendet, die deinen Hunger im Zaum halten.

➔ Fastenzeit: 19 bis 15 Uhr

➔ Essenzeit: 15 bis 19 Uhr

Indem du während der Essenszeit alle Kalorien zu dir führst, die du benötigst, wirst du gesättigt zu Bett gehen können und auch am nächsten Morgen keinen starken Hunger verspüren. Sollte der Hunger im Laufe des Tages einsetzen, bietet es sich an, diesen mit einem fetthaltigen Eiweißsnack zu stillen. Die Warrior-Diät ist also genau das richtige für dich, wenn du wie ein Krieger durch den Tag leben und am Ende des Tages wie ein König essen willst.

Variante 3: 5:2-Diät

Im Vergleich zu den zwei ersten Varianten des intermittierenden Fastens dreht es sich bei der 5:2-Diät nicht um einen 24-Stunden Ablauf, sondern um das Fastenverhalten innerhalb einer Woche. Wie du dir sicher denken kannst, stammt der Name dieser Fastenvariante genau daher. In der 5 zu 2 Diät wird 5 Tage lang normal gegessen, während du an 2 Tagen fastest.

Damit du in deinem Kalorienbereich bleibst, solltest du dir mein Kapitel zur Ernährung nochmals durchlesen. Denn für diese Form des intermittierenden Fasten ist es besonders wichtig zu wissen, wie viele Kalorien du an den 5 Tagen der Essensphase zu dir nehmen darfst. Es kann nämlich schnell passieren, dass du an diesen Tagen mehr isst als du solltest und so wirst du am Ende der Woche kaum abgenommen haben.

An den 2 Tagen musst du natürlich nicht komplett auf das Essen verzichten. Daher können Männer 600 kcal und Frauen 500 kcal zu sich führen, ohne dass sie hungrig durch den Tag gehen müssen. Du kannst an diesen zwei Tagen gut die Warrior-Methode anwenden und die Kalorien innerhalb der vierstündigen Essensperiode zu dir nehmen. In den restlichen 20 Stunden können sich dann die Hormone auf deine Fettverbrennung auswirken.

Damit du in deinem Kalorienrahmen bleibst, kannst du am besten eiweißhaltige Lebensmittel zu dir nehmen, wie z.B. Pute und Hähnchen oder Gemüse wie Broccoli und Spinat. Diese Lebensmittel enthalten zwar viel Eiweiß, liegen in der Kaloriendichte aber weit unten. Daher kannst du hiervon eine Menge zu dir nehmen.

Die zwei Fastentage sollten zudem nicht aufeinander folgen. Achte also darauf, dass du mindestens einen oder zwei Tage dazwischen hast, an denen du normal essen kannst. Ansonsten gehst du das Risiko ein, in ein Energieloch zu fallen, aus dem du schwer wieder hochkommst. Außerdem spielt dies eine wichtige Rolle für deinen Stoffwechsel. Denn nur so bleibt er weiterhin aktiv.

Dein Tag mit der 5:2 Diät

In der 5:2 Diät verbindest du 5 Tage Essen mit 2 Tagen Fasten. An den zwei Tagen Fastenzeit kannst du am besten die Warrior-Methode anwenden und nur in den 4 Stunden essen, die dir hierzu zur Verfügung stehen.

➔ Fastenzeit: Montag und Donnerstag

➔ Essenzeit: Restliche Tage der Woche

Auch wenn diese Form vom Fasten sehr speziell ist und nicht für jeden geeignet sein mag, bewirkt sie am Ende eine gute Fettverbrennung. Für andere wiederum ist sie das gefundene Fressen, denn an den 5 Tagen kann wie gewohnt gegessen werden, solange dies in einem bewussten Rahmen geschieht.

Variante 4: Eat Stop Eat

Diese Variante ähnelt der 5:2 Diät. Denn auch hier wird an 5 Tagen bewusst und gesund gegessen, während an 2 Tagen gefastet wird. Im Vergleich zur 5:2 Diät allerdings wird bei Eat Stop Eat an diesen zwei Tagen komplett auf Essen verzichtet. Wer es also wirklich ernst meint, wählt diese Variante.

Die Vorteile von Eat Stop Eat und dem Fasten von 24 Stunden sind vielfältig. Zum einen wirst du ein großes Kaloriendefizit bewirken und aktivierst die Reservekräfte. Das bedeutet nichts anderes, als dass sich dein Körper aus deinen Fettzellen das Fett nimmt, um Energie zu gewinnen. Dies wiederum führt zu einem Anstieg der Fettverbrennung.

Wenn du jetzt denkst, dass du von morgens bis spät abends nichts essen darfst, kann ich dich beruhigen. Mit dem richtigen Timing wirst du an jedem Tag essen und trotzdem die Ruhephase von 24 Stunden einhalten können. Du kannst deine letzte Mahlzeit beispielsweise um 17 Uhr nehmen. So nutzt du wieder deine Schlafhormone über Nacht und kannst die Fastenzeit gut überbrücken. Es herrscht also kein Essverbot für 24 Stunden, sondern lediglich ein Verzicht auf Nahrung über den Tag verteilt.

Sobald du wieder Nahrung zu dir nimmst, gilt auch hier, dass du am besten eiweißhaltige Quellen nutzt. Denn besonders nach dem Fasten ist dein Körper auf Aufbaustoffe angewiesen, die du ihm mit Proteinen zuführen kannst. Zudem ist der Darm nach der Fastenzeit besonders sensibel und kann die Nährstoffe umso besser verwerten!

Dein Tag mit Eat Stop Eat

Du sollst für 2 Tage komplett auf Essen verzichten? Die Eat Stop Eat Variante ist sicherlich nicht für jeden die beste Methode zu fasten. Doch ich kann dir sagen, dass sie es einen Versuch wert ist! Während der anderen 5 Tage hast du schließlich ausreichend Zeit, deinem Körper das Essen zuzuführen, das er braucht.

- ➔ Fastenzeit: Montag und Donnerstag (17-17 Uhr)
- ➔ Essenzeit: Restliche Tage der Woche

Hast du erst einmal den Rhythmus herausgefunden und wendest bestimmte Tricks an, wirst du während der Fastenzeit keinen Hunger verspüren. Wie gesagt, ist Eat Stop Eat auf alle Fälle einen Versuch wert!

Fettverbrennung beschleunigen durch Bulletproof Kaffee

Vielleicht hast du auch schon mal vom sogenannten Bulletproof Kaffee gehört. Der Kaffee soll helfen, den Stoffwechsel in Schwung zu bringen und deine Fettverbrennung anzukurbeln. Dabei musst du jetzt nicht loslaufen und eine bestimmte Kaffee Marke oder etwas ähnliches kaufen. Alles, was du brauchst, ist normaler Filterkaffee. Das ist aber noch nicht alles! Denn anstatt den Kaffee wie gewohnt mit Milch zu trinken, gibst du in die Tasse etwas Biobutter und Öl. Ein Löffel reicht hier vollkommen aus! Beim Öl hast du verschiedene Quellen, auf die du zurückgreifen kannst. Ich empfehle natives Kokosnussöl, das deinem Kaffee einen exotischen Geschmack verleiht. Wer auf Laktose allergisch reagiert oder sich vegan ernährt, kann auch nur Kokosöl nehmen.

Der Grund, warum wir Butter bzw. Kokosnussöl mit Kaffee mischen, ist ganz einfach. Denn das Fett liefert dem Körper innerhalb kurzer Zeit eine Menge Energie. Dabei ist Kokosnussöl sogar noch schneller als gewöhnliche Butter. Das liegt daran, dass das Kokosnussöl aus mittelkettigen Triglyceriden besteht, die zur Verdauung ohne Gallensäure und Verdauungsenzyme auskommen. Butter hingegen besteht aus langkettigen Triglyceriden, die erst nach einigen Umwegen zur Umwandlung in der Leber landen.

Doch es gibt noch einen weiteren Grund, warum Kokosnussöl besonders vorteilhaft ist. Denn die mittelkettigen Triglyceride, die in diesem Öl enthalten sind, sind für unseren Stoffwechsel und das Abnehmen hervorragend geeignet. Indem du Kokosnussöl verwendest – und das gilt nicht nur für deinen Kaffee – gewinnst du

Energie und sorgst gleichzeitig dafür, dass nichts davon auf deiner Hüfte kleben bleibt.

Da sich Kaffee mit Fett nicht so leicht vermischen lässt, gibst du die Mischung in einen Mixer oder du nutzt einen Pürierstab. Damit wird der Kaffee mit dem Öl gut vermischt und wird zudem noch etwas schaumig geschlagen. Natürlich kannst du das Öl bzw. die Butter mit einem Löffel einfach nur einrühren, aber dann hast du eine weniger genießbare Konsistenz. Wer den Kaffee am Morgen genießen möchte, sollte also wirklich auf einen Mixer oder Pürierstab zurückgreifen!

Einen großen Vorteil bringt der Bulletproof Kaffee im Hinblick auf unsere Verdauung. Unsere Organe müssen nicht lange arbeiten, um das Kaffee-Fett-Gemisch zu verdauen. Schon nach kurzer Zeit erhalten wir den Energiekick! Diesen können wir uns schon früh morgens direkt nach dem Aufstehen holen, indem wir uns den Kaffee mixen. Besonders gut kann er in solchen Momenten getrunken werden, in denen wir vom Hunger geplagt werden, z.B. morgens zwei Stunden nach dem Aufstehen.

Bulletproof Kaffee von David Asprey

Auf Basis des Bulletproof Kaffees erfand der Amerikaner Dave Asprey ein gleichnamiges Getränk, jedoch mit anderen Zutaten. Sein Ziel war es, die Leistung von Körper, Geist und Seele zu fördern. Mittlerweile ist der Amerikaner mit seiner Firma Bulletproof weltbekannt. Doch was genau will Asprey uns mit seinem Bulletproof Kaffee bieten? Schließlich können wir ja unseren eigenen Bulletproof Kaffee mixen.

Der Bulletproof Kaffee von David Asprey besteht aus speziellen Zutaten, die uns mit schneller Energie versorgen sollen. Hierzu zählt der besondere Kaffee, der keine Toxine enthält. Zudem zählt ein spezielles MCT-Öl zu den Bestandteilen des Kaffees. Dieses soll 18 Mal stärker sein als normales Kokosnussöl. Ob dies wirklich stimmt, lassen wir an dieser Stelle mal offen. Jedenfalls kommt der

Bulletproof Kaffee von David Asprey neben dem starken Kaffee und MCT-Öl zusätzlich mit Weidebutter daher.

Du fragst dich jetzt immer noch, was die Butter in dem Drink zu suchen hat? Bevor Asprey den Bulletproof Kaffee erfunden hat, ist er auf einer seiner Reisen im tibetischen Hochland unterwegs gewesen. Dort ist ihm aufgefallen, dass die Tibeter den sogenannten Yakbutter-Tee trinken. Es handelt sich hierbei um ein Teegemisch mit Butter, die aus der Milch einer bestimmten Rinderart (Yak) gewonnen wird. Laut Asprey hat er mit diesem Getränk damals eine starke Energieleistung erzielen können.

Wenn du dich energielos fühlst oder zu maximaler Leistung kommen willst, bietet sich der Bulletproof Kaffee sicherlich als Alternative zu normalem Kaffee an. Zumindest ist er es wert, ihn einmal getestet zu haben. Besonders alle, die abnehmen möchten, werden von den Vorteilen dieses Getränks sichtlich überzeugt sein. Denn die Fettverbrennung, die der Kaffee in deinem Körper auslöst, lässt deine Fettpfunde im Nichts verschwinden und du fühlst dich gesünder. Zumindest ist dies laut Bulletproof so. Dass du dich natürlich nicht von heute auf morgen änderst und auch dein Wohlbefinden erstmal dasselbe bleibt, ist uns allen klar. Dennoch lässt sich sicherlich auf lange Sicht gesehen mit dem Bulletproof Kaffee und einer ausgeglichenen Ernährung eine gute Fettverbrennung erzielen.

Die Abnehm-Formel Teil 3

Im dritten und letzten Teil der Abnehm-Formel geht es darum, dass du dir deinen eigenen Ernährungsplan erstellst. Dein Ernährungsplan sollte sowohl deine Makronährstoffe perfekt abdecken, als auch deine Hormone aktivieren und dich und deinen Stoffwechsel unterstützen.

In den vorherigen Kapiteln hast du immer wieder Vorschläge von mir erhalten, was du essen solltest und was nicht. Nun bist du an der Reihe.

Bastle dir mithilfe deiner Formeln deinen eigenen Ernährungsplan, an den du dich täglich halten kannst und der genau auf dich zugestimmt ist. Damit du dies schaffen kannst, gehst du einfach auf die Webseite www.myfitnesspal.de und erstellst dir dort ein Ernährungstagebuch.

Unter dem Reiter Ziele kannst du sowohl deine Zielkalorienmenge als auch deine gewünschten Makronährstoffe einfügen. Nun füge Lebensmittel um Lebensmittel in dein Tagebuch ein, solange bis du zufrieden bist und es deiner Makronährstoffverteilung entspricht.

Verändere so lange die Mengen oder tausche einige Lebensmittel gegen andere aus, bis du mit deinem Plan vollkommen zufrieden bist und er sich wirklich mit deinen Zielen deckt.

Vermeide Zucker, achte auf viel Gemüse und iss ausreichend Fett und Eiweiß – darauf kommt es an!

6 Das 7-Minuten Workout

„Wer immer tut, was er schon kann, bleibt immer das, was er schon ist."

- Henry Ford

Kommen wir nun zu deinem ganz persönlichen Workout. Persönlich ist es aus dem Grund, weil du es deinem individuellen Bedarf anpassen kannst. Ob du morgens, mittags oder abends trainierst, ist bei diesem Workout völlig egal. Du wirst ab jetzt keine Ausrede mehr finden, die dich vom Training abhalten wird. Denn wie der Name schon verrät, dauert das Workout nur 7 Minuten!

Wer noch immer glaubt, dass wir viel Zeit am Tag für einen durchtrainierten Körper aufwenden müssen, hat sich geschnitten. Denn in unter zehn Minuten kannst du deinen Körper auf Hochglanz bringen. Dein Körper wird nicht nur ausgepowert, sondern gleichzeitig auch schön geformt werden. In diesem Kapitel möchte ich mich nun also der physischen Fitness zuwenden, die im

Hinblick auf deinen Stoffwechsel eine genauso große Rolle spielt wie all die anderen Aspekte, die ich bereits angesprochen habe.

In 7 Minuten und mit nur 12 Übungen sollst du angeblich zu deiner Traumfigur gelangen. Das verspricht zumindest das 7-Minuten-Workout. Sportwissenschaftler aus Orlando haben dies in einer Studie bewiesen. Durch die Kombination von 12 verschiedenen Übungen wird deine Fettverbrennung angekurbelt. Du musst das Training lediglich jeden Tag für eine kurze Zeit durchführen. Dabei brauchst du nicht einmal zehn Minuten! Du kannst dir jetzt also sicher denken, dass Ausreden nicht mehr zählen. Außerdem brauchst du für das Training keine Ausrüstung und kannst es ganz bequem zuhause oder im Büro durchführen.

Das Training besteht aus einer Kombination von Übungen aus Konditionstraining und Kraftsport. Durch die Kombination aus Kondition und Kraft wird dein Stoffwechsel angeregt und deine Zellen verlieren an Fett. Um welche Übungen es sich bei diesem Training genau handelt, erkläre ich dir jetzt. Dabei möchte ich dir eine kurze, praktische Anleitung an die Hand geben.

Übung 1: Hampelmann

Ausgangsposition: Du stehst aufrecht mit dem Blick geradeaus. Deine Füße stehen dabei hüftbreit auseinander.

Ablauf: Lasse deine Arme an deinem Körper herabhängen. Deine Handflächen sind zu deinen Oberschenkeln gerichtet. Im nächsten Schritt verlagerst du dein Gewicht auf die Zehnspitzen und bringst deinen Körper in eine gewisse Anspannung. Beuge jetzt deine Knie etwas und springe leicht vom Boden ab. Deine Beine spreizt du im Sprung etwas weiter als schulterbreit und bewegst deine Arme gleichzeitig über den Kopf. Deine Handflächen zeigen zueinander und deine Hände berühren sich kurz über deinem Kopf. Im nächsten Zug fährst du deine Arme wieder herunter und du landest zurück in der Ausgangsposition.

Übung 2: Wandsitz

Ausgangsposition: Du stehst mit dem Rücken zur Wand und einen Schritt von ihr entfernt. Deine Füße stehen hüftbreit voneinander entfernt und die Füße sind etwas nach außen gedreht.

Ablauf: Mit geradem Rücken lehnst du dich gegen die Wand. Achte darauf, dass deine Beine diagonal sind und du kein Hohlkreuz machst. Dein Rücken sollte sich komplett an der Wand befinden. Lass deine Arme dabei neben dem Körper nach unten hängen. Nun rutschst du an der Wand soweit nach unten bis deine Beine sich in einem 90 Grad Winkel befinden. Halte diese Position für 30 Sekunden, während du deine Füße während der ganzen Übung nicht bewegst.

Übung 3: Liegestütz

Ausgangsposition: Du befindest dich auf den Knien und setzt nun deine Hände senkrecht unter deinen Schultern ab, sodass dein Körper abgestützt wird. Deine Finger zeigen nach vorne. Dein Rücken ist gerade und dein Kopf stellt eine Verlängerung deiner Wirbelsäule dar. Strecke nun deine Beine nach hinten. Lasse sie entweder zusammen oder öffne sie schulterbreit.

Ablauf: Deine Arme werden langsam gebeugt. Deine Ellenbogen zeigen dabei nach außen und etwas schräg nach hinten. Dein Körper wird soweit nach unten gebracht bis du mit der Nase fast den Boden berührst. Lasse deinen Körper dabei in einer Linie und achte darauf, dass du kein Hohlkreuz machst und deine Arme leicht gebeugt sind. Unten angekommen, drückst du dich wieder nach oben. Nun kannst du die Übung mehrmals wiederholen.

Übung 4: Crunches

Ausgangsposition: Du liegst mit dem Rücken auf dem Boden und deine Beine sind angewinkelt. Mit den Fußsohlen stehst du fest auf dem Boden und der Abstand zwischen deinen Beinen ist nicht weiter als hüftbreit. Du führst deine Fingerspitzen an die Schläfen, während deine Ellenbogen zur rechten und linken Seite zeigen. Dein Blick ist nach vorne gerichtet.

Ablauf: Hebe deine Brust vom Boden ab und bringe sie in Richtung der Kniegelenke. Während du deinen Oberkörper in eine leichte Krümmung bringst, atmest du aus. Senke den Oberkörper wieder nach hinten und atme ein. Der Oberkörper sollte dabei nicht den Boden berühren. Halte daher Kopf, Arme und Schultern in der Luft. Deine Arme bleiben während der gesamten Übung in derselben Stellung. Nur dein Oberkörper wird bewegt.

Übung 5: Step-Up auf Stuhl

Ausgangsposition: Du stehst vor einem Stuhl (oder Hocker, Bank etc.) und deine Arme hängen seitlich vom Körper hinab. Der Stuhl ist dabei nicht höher als deine Knie, sodass deine Gelenke nicht zu stark beansprucht werden.

Ablauf: Setze den linken Fuß auf den Stuhl, während der andere Fuß auf dem Boden bleibt. Langsam drückst du dich nun mit dem linken Bein nach oben. Achte darauf, dass dein Körper gerade bleibt und sich nur deine Beine bewegen. Bringe dein vorderes Bein in einen 90 Grad Winkel und kehre erst dann in die Ausgangsposition zurück. Dann wird die Übung mit demselben oder dem anderen Bein wiederholt.

Übung 6: Kniebeugen

Ausgangsposition: Deine Füße stehen etwas weiter als schulterbreit voneinander entfernt und deine Füße sind leicht nach außen gedreht. Deine Arme befinden sich ausgestreckt waagerecht vor deinem Körper und du beugst deinen Oberkörper ganz leicht nach vorne.

Ablauf: Spanne deinen Körper an und halte den Rücken gerade. Beuge nun deine Knie so weit an bis deine Oberschenkel sich parallel zum Boden befinden. Während deine Knie und Zehenspitzen während dieser Übung immer in die gleiche Richtung zeigen, wird dein Gesäß nach hinten geschoben. Achte auch darauf, dass deine Knie nicht über die Zehenspitzen hinausgehen. Übe nun Druck auf die Fersen auf, um wieder in die Ausgangslage zurück zu gelangen.

Übung 7: Trizeps-Dips

Ausgangsposition: Setze dich auf die äußere Kante der Sitzfläche eines Stuhls (oder Hocker, Bank etc.) und greife mit deinen Händen neben deinem Gesäß an die Kanten. Umgreife die Kanten der Sitzfläche und bringe deine Handrücken dabei nach vorne. Deine Beine streckst du nun gerade aus und positionierst deine Fersen so weit nach vorne bis dein Gesäß sich auch nach vorne bewegt und sich nicht mehr unter der Sitzfläche befindet. Deine Füße sind dabei hüftbreit voneinander entfernt.

Ablauf: Beuge deine Arme bis dein Gesäß fast den Boden berührt und achte darauf, dass du deine Ellenbogen in einen 90 Grad Winkel bringst. Deine Unterarme stehen also senkrecht zum Boden. Deinen Rücken hältst du bei dieser Übung gerade und er befindet sich ganz nah am Stuhl, während dein Blick stets nach vorne gerichtet ist. Unten angekommen, drückst du dich nun wieder mit den Armen nach oben. Die Arme bleiben dabei immer etwas angewinkelt.

Übung 8: Unterarmstütz

Ausgangsposition: Du befindest dich auf deinen Knien und legst von hier aus deine Unterarme nach vorne auf den Boden ab. Deine Ellenbogen befinden sich unter den Schultern und dein Blick ist zum Boden gerichtet. Lege deine Oberschenkel auf dem Boden ab, strecke deine Beine nach hinten und bringe deine Füße zusammen.

Ablauf: Mit deinen Zehenspitzen berührst du den Boden. Spanne nun deinen Bauch an und bewege deine Hüfte nach oben. Du bringst deinen Körper in eine gerade Linie. Diese Position wird nun für einige Sekunden gehalten.

Übung 9: Laufen mit angezogenen Knien

Ausgangsposition: Du stehst gerade und deine mit Füße sind hüftbreit voneinander entfernt. Du hältst eine gerade, aufrechte Position und hast deinen Blick nach vorne gerichtet. Deine Arme hängen rechts und links von deinem Körper hinunter.

Ablauf: Springe von einem Bein auf das andere, während du deine Knie abwechselnd so hoch wie möglich bringst. Das Ziel ist es, die Knie auf Hüfthöhe zu bewegen. Am Boden kommst du mit deinen Fußballen auf, die dir den Antrieb geben. Lasse deine Arme seitlich mitschwingen. Je schneller du wirst, desto intensiver wird diese Übung für dich sein.

Übung 10: Ausfallschritte

Ausgangsposition: Du stehst aufrecht und deine Füße befinden sich nah zueinander. Deine Zehenspitzen und dein Blick sind nach vorne gerichtet und deine Hände befinden sich an der Hüfte.

Ablauf: Setze den linken Fuß einen Schritt nach vorne und beuge sodann beide Beine bis zu einem 90 Grad Winkel. Dein Oberkörper bleibt gerade. Senke deine Hüfte nach unten, sodass dein hinteres Bein mit dem Knie fast den Boden berührt. Deine Arme bleiben während der ganzen Übung an deiner Hüfte und bewegen sich nicht. Auch deine Zehenspitzen verlassen nicht ihre Position und zeigen immer nach vorne. Achte auch darauf, dass deine Knie sich nicht nach außen bewegen. Mit dem vorderen Bein bewegst du dich nun wieder nach oben und wechselt nun das Bein, um mit der Übung von vorne zu beginnen.

Übung 11: Liegestütze mit Rotation

Ausgangsposition: Du liegst seitlich auf dem Boden und stützt dich mit dem unteren Arm ab. Der Ellenbogen befindet sich senkrecht direkt unter deiner Schulter. Der andere Arm wird senkrecht nach oben ausgestreckt.

Ablauf: Spanne deinen Bauch an und bewege deine Hüfte nach oben. Du bildest mit dem ganzen Körper eine Linie. Halte die Hüfte oben und beuge nun deinen oberen Arm. Das Ziel ist es, diesen unter deinem Körper hindurchzuführen. Drehe hierzu den Oberkörper ein. Halte die Position kurz und bringe Arm und Oberkörper sodann wieder zurück in die Ausgangsposition.

□

Übung 12: Seitlicher Unterarmstütz

Ausgangsposition: Du liegst seitlich auf dem Boden und stützt dich mit dem unteren Arm ab. Dein Unterarm liegt direkt unter deiner Schulter. Die Hand des anderen Arms legst du auf deinen Oberschenkel.

Ablauf: Nun bewegst du die Hüfte nach oben und achtest darauf, dass dein Körper eine gerade Linie bildet. Diese Position wird für einige Sekunden gehalten, bevor du die Hüfte wieder senkst und die Seite wechselst.

Alternativ kannst du auch diversen Apps oder Webseiten folgen und die Übungen einfach nachmachen. Das 7-Minuten Workout ist so beliebt und effektiv, dass es viele Anlaufstellen dafür gibt. Eine davon ist: http://7-min.com/

Abschließende Worte

„Für das Können gibt es nur einen Beweis: das Tun."

- Marie von Ebner-Eschenbach

Mit diesen Zeilen hast du das Ende dieses Ratgebers erreicht. Du weißt nun, was die Grundpfeiler einer guten Ernährung sind und wie du dir einen Ernährungsplan erstellst. Du kennst die besten Sportarten zu effektivsten Fettverbrennung und zur Alternative oder zum Einstieg in die Sportwelt steht dir das 7-Minuten Workout zur Verfügung.

Mit dem Kurzzeitfasten kennst du nun ein mächtiges Werkzeug, dass dir zu mehr Gesundheit und einer schlankeren Figur verhelfen wird und jegliche kalorienreduzierte Zeit vereinfachen wird.

Außerdem kennst du fortgeschrittene Strategien zur Beschleunigung deines Stoffwechsels und viele Tipps deine eigenen Hormone zur Fettverbrennung zu nutzen.

Was bleibt zum Schluss also noch zu sagen? Richtig! Es ist Zeit zu handeln.

Jetzt bist du an der Reihe. Weg mit dem Buch und erstelle dir noch heute deinen eigenen Ernährungsplan. Ran an die Arbeit, schmeiß noch heute alle Süßigkeiten weg und mache einen frischen Großeinkauf – dein neues Leben will nicht nur noch einen neuen Tag länger warten müssen!

Wenn nicht jetzt, wann dann ...

Ich wünsche dir viel Erfolg bei der Umsetzung und dir persönlich alles Gute – bis zum nächsten Mal!

Sportliche Grüße

Dein Felix

Impressum

Angaben gemäß § 5 TMG:

CJ Marketing GbR
Thälmannstraße 99
16348 Wandlitz
Deutschland

Vertreten durch:

Christian Jäck

Kontakt:

Christian.jaeck26@gmail.com

Haftungsausschluss

Vor dem Start dieses Fitness-Programms und der Ernährungsumstellung, sollten Sie Ihren Arzt oder ein anderes medizinische Fachpersonal aufsuchen und sich vergewissern, ob sie gesund sind und es Ihnen nicht schaden wird. Dieses Buch von CJ Marketing GbR bietet Gesundheit, Fitness und Ernährungsinformationen und dient lediglich zur Aufklärung. Die Inhalte bzw. alle Informationen dienen nicht als Ersatz für Ihre professionelle medizinische Beratung, Diagnose, Behandlung oder Rehabilitation. Durch die Einbeziehung in diesem Trainingsprogramm bestätigen Sie, dass es in Ihrer Verantwortung liegt und Sie sich mit Ihrem Arzt über Ihre medizinische und physikalische Tauglichkeit versichert haben. Ebenso liegt es in Ihrer Verantwortung, sollten im Verlauf des Trainings Beschwerden auftreten, sich unverzüglich an Ihren Arzt zu wenden. Wenn Sie irgendwelche Bedenken oder Fragen zu Ihrer Gesundheit haben, nehmen Sie mit Ihrem Arzt oder einem anderem medizinischen Fachpersonal Kontakt auf. Bitte besprechen Sie alle ernährungsphysiologischen Veränderungen mit Ihrem Arzt oder einem Ernährungsberater. Die Nutzung der zur Verfügung gestellten

Informationen wird ausschließlich auf eigene Gefahr umgesetzt. Führen Sie immer eine Warm-up vor der Durchführung jeder Art von körperlicher Aktivität durch. Wenn während des Trainings Schwäche, Schwindelgefühl, Schmerzen oder Atemnot auftreten, sollten Sie sofort das Training beenden und Ihren Arzt oder ein anderes medizinische Fachpersonal aufsuchen. Es besteht keine Zusicherung, dass die angegeben Informationen immer aus den neuesten Erkenntnissen und Entwicklungen bestehen. Alle Übungen stellen möglicherweise ein Risiko von Verletzungen oder Tod dar und daher übernehmen wir keine Haftung. Wir raten jedem, die volle Verantwortung für Ihre Sicherheit zu übernehmen und denken Sie an Ihre Grenzen.

VERWEISE UND LINKS

Sofern auf Verweisziele direkt oder indirekt durch Links verwiesen wird, die außerhalb des Verantwortungsbereichs der Betreiber liegen, haftet dieser nur dann, wenn er von den Inhalten Kenntnis hatte und es technisch möglich und zumutbar wäre, die Nutzung im Falle rechtswidriger Inhalte zu verhindern.

Wir erklären hiermit ausdrücklich, dass zum Zeitpunkt der Linksetzung keine illegalen Inhalte auf den zu verlinkenden Seiten erkennbar waren. Auf die aktuelle und zukünftige Gestaltung, die Inhalte oder die Urheberschaft der verlinkten/verknüpften Seiten hat der Autor keinerlei Einfluss.

Für darüberhinausgehende Inhalte und insbesondere für Schäden, die aus der Nutzung oder Nichtnutzung solcherart dargebotener Informationen entstehen, haftet allein der Anbieter dieser Seiten, nicht derjenige, der über Links auf die jeweilige Veröffentlichung verweist. Diese Einschränkung gilt gleichermaßen auch für Fremdeinträge in Gästebüchern und Foren.

Wir verwenden Links nur, um unseren Nutzern die Möglichkeit zu geben, sich weitere Informationen zu beschaffen. Ein Link bedeutet jedoch nicht, dass wir die entsprechenden fremden Seiten empfehlen oder dass wir uns die Inhalte zu eigen machen.

Urheberrecht

Die durch die Seitenbetreiber erstellten Inhalte und Werke auf diesen Seiten unterliegen dem deutschen Urheberrecht. Die Vervielfältigung, Bearbeitung, Verbreitung und jede Art der Verwertung außerhalb der Grenzen des Urheberrechtes bedürfen der schriftlichen Zustimmung des jeweiligen Autors bzw. Erstellers. Kopien sind nicht gestattet. Soweit die Inhalte auf dieser Seite nicht vom Betreiber erstellt wurden, werden die Urheberrechte Dritter beachtet. Insbesondere werden Inhalte Dritter als solche gekennzeichnet. Sollten Sie trotzdem auf eine Urheberrechtsverletzung aufmerksam werden, bitten wir um einen entsprechenden Hinweis. Bei Bekanntwerden von Rechtsverletzungen werden wir derartige Inhalte umgehend entfernen.

17204833R00053

Printed in Poland
by Amazon Fulfillment
Poland Sp. z o.o., Wrocław